Die Diathermie.

Die Diathermie

Von

Dr. Josef Kowarschik
Vorstand des Institutes für physikalische Therapie am Kaiser-Jubiläums-
Spital der Stadt Wien

Mit 32 Textfiguren

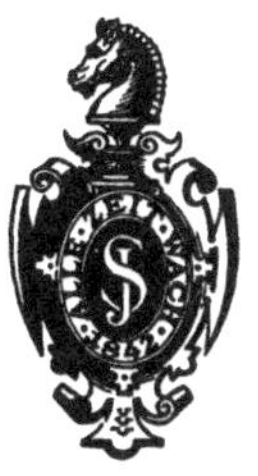

Springer-Verlag Berlin Heidelberg GmbH
1913

ISBN 978-3-662-24183-7 ISBN 978-3-662-26296-2 (eBook)
DOI 10.1007/978-3-662-26296-2

Ursprünglich erschienen bei Julius Springer in Berlin 1913
Softcover reprint of the hardcover 1st edition 1913

Geleitwort.

Es gilt als Akt schriftstellerischer Höflichkeit, in der Einleitung seines Werkes sich darüber zu rechtfertigen, daß man dasselbe der Öffentlichkeit übergibt; insbesondere erwartet man von dem Autor, daß er alle jene Gründe anführt, die ihn veranlaßt haben, so und so vielen ähnlichen Publikationen noch eine weitere gleichartige hinzuzufügen.

Wenn ich dies hier unterlasse, so geschieht es einerseits, weil ich der Ansicht bin, daß nicht der Schriftsteller sein Werk, sondern vielmehr das Werk den Schriftsteller zu rechtfertigen hat, und zweitens weil ich mich des Vorwurfs enthoben glaube, eine Wiederholung von Monographien gleichen Inhalts zu bringen. Bis jetzt besteht in unserer Literatur keine zusammenfassende Darstellung des Themas, das ich im vorliegenden behandle, obwohl die Zahl der dasselbe betreffenden Publikationen schon eine ziemlich beträchtliche ist.

Ich habe es mir zur Aufgabe gemacht, was bis jetzt auf diesem Gebiete gearbeitet worden und an den verschiedensten Stellen zerstreut ist, zu sammeln, kritisch zu sichten und in eine geschlossene Form zu bringen, um so demjenigen, der darangeht, sich mit dem Gegenstand zu beschäftigen, ein einheitliches Bild von demselben zu geben — einheitlich, soweit dies nach dem gegenwärtigen Stand der Entwicklung überhaupt möglich ist. Da bei der Jugend des therapeutischen Verfahrens, das nachstehend behandelt wird, natürlich vieles noch ungeklärt ist und andrerseits in manchen Punkten die Anschauungen der verschiedenen Forscher einander noch unvermittelt gegenüberstehen, sah ich mich genötigt, um nicht ein kritikloses Sammelreferat zu bringen, auch manchmal selbst in die Diskussion einzugreifen, und ich habe mir dies überall dort erlaubt, wo ich mir auf Grund eigener dreijähriger Beschäftigung mit der Diathermie ein selbständiges Urteil gebildet habe.

Des weiteren möchte ich erwähnen, daß ich der Verführung nicht widerstehen konnte, die physikalischen Grundlagen der Diathermie, die in der medizinischen Literatur oft nur eine flüchtige und nicht immer ganz korrekte Darstellung gefunden haben, etwas breiter auszuführen, als dies vielleicht manchem notwendig erschienen wäre. Ich weiß wohl, daß physikalisch-mathematische Erörterungen den meisten Ärzten nicht sehr sympathisch sind, da sie ihrem humanistischen Bildungsgang etwas fernliegen. Demjenigen aber, der sich mit physikalischer und insbesondere mit Elektrotherapie befaßt, können sie nicht ganz erspart bleiben. Ein Fortschritt in der Elektromedizin, die lange genug in roher Empirie geschwelgt hat, ist meiner Ansicht nach nur in dem hellen Lichte physikalischer Erkenntnis möglich. Zuerst müssen wir uns vollkommen über das Mittel im klaren sein, das wir zu unseren experimentellen und therapeutischen Versuchen verwenden, dann erst dürfen wir es versuchen, die von demselben ausgeübten Wirkungen zu erklären und zu verstehen. Ich glaube, daß nicht zum geringsten Teil die gewisse Scheu, welche viele Ärzte abhält, die Diathermie als Heilmittel zu verwenden, dem Bewußtsein entspringt, daß sie es hier mit einem seltsamen und physiologisch doch effektiv wirksamen Etwas zu tun haben, dessen geheimnisvolles Wesen sie nicht durchschauen und dessen Beherrschung sie sich infolgedessen nicht zutrauen.

Sollte es mir gelungen sein, mit dem Vorliegenden dieses Verständnis zu vermitteln und einen oder den anderen für diese theoretisch ebenso interessante wie praktisch bedeutsame Methode zu interessieren, so habe ich damit das mir gesteckte Ziel erreicht.

J. Kowarschik.

Inhaltsverzeichnis.

Viertes Kapitel.
Die biologischen Wirkungen der Diathermie.

Fünftes Kapitel.
Die therapeutischen Indikationen der Diathermie.

Anhang.

Sechstes Kapitel.
Die chirurgische Diathermie und die Lichtbogenoperation.

Einleitung.

Das Prinzip der Diathermie.

Diathermie oder Thermopenetration nennt man ein Heilverfahren, bei dem Wechselströme hoher Frequenz durch den Körper oder Teile desselben geleitet werden, um die Wärme, welche diese Ströme auf ihrem Durchtritt durch das Gewebe erzeugen, therapeutisch auszunutzen.

Es ist eine seit langem bekannte Tatsache, daß jeder elektrische Strom den Leiter, welchen er passiert, erwärmt. Die Größe dieser Erwärmung ist neben anderem wesentlich von dem Widerstand abhängig, welchen der Leiter dem Durchtritt des Stromes entgegensetzt. Es geht gleichsam ein Teil der elektrischen Energie, unter Umständen selbst die ganze, in der Überwindung dieses Widerstandes als Wärme verloren. Wir betrachten diese Wärme analog unseren Vorstellungen aus der Mechanik als das Resultat einer Art von Reibung und nennen sie daher Reibungs- oder Widerstandswärme oder nach dem Engländer James Joule, der ihre Gesetze näher studierte, auch Joulesche Wärme. Sie verdankt ihre Entstehung einer Umwandlung von elektrischer in kalorische Energie.

Diese Joulesche Wärme wird in der Elektrotechnik vielfach praktisch verwertet. So beruht unsere elektrische Heizung und Beleuchtung durchwegs auf einer solchen Energietransformation. Es sind durch den Strom erhitzte Widerstände, welche bei den verschiedenen elektrischen Koch- und Heizapparaten ihre Wärme für praktische Zwecke abgeben, es ist die Widerstandswärme, welche den Faden unserer Glühlampen zu so starker Erwärmung bringt, daß er leuchtet, und es ist die gleiche durch den Widerstand bedingte Wärme, welche die Platinschlinge unseres Galvanokauters zur Rot- und zur Weißglut erhitzt. Dies nur einige Beispiele.

Auch der tierische Körper ist ein Leiter für Elektrizität. Wie steht es nun mit der Möglichkeit, lebendes Gewebe nach diesem Prinzip, aber wohlverstanden nicht indirekt durch den Kontakt mit erhitzten Leitern, sondern direkt und unmittelbar durch den elektrischen Strom selbst zu erwärmen?

Die Verwirklichung dieses Problems scheiterte bis vor kurzem an der Tatsache, daß uns keine Stromart bekannt war, die für diesen Zweck geeignet gewesen wäre. Denn der Gleichstrom und der Wechselstrom von niederer Frequenz, wie ihn die Industrie und wie ihn ähnlich auch die Elektrotherapie für gewöhnlich verwenden, sind für das beabsichtigte Ziel ganz und gar unbrauchbar. Die heftigen neuro-muskulären Reizerscheinungen, welche diese Ströme auslösen, gestatten nur die

Verwendung von relativ sehr geringen Intensitäten; bei dem konstanten Strom sind es einige Milliampere, bei dem faradischen kaum jemals ein ganzes Milliampere, welche wir therapeutisch verwenden. Zwar wird natürlich auch bei diesen geringen Stromintensitäten Joulesche Wärme gebildet, doch ist entsprechend der niederen Stromstärke dieselbe so minimal, daß sie praktisch nicht meßbar und therapeutisch bedeutungslos ist. In dem Maße als wir mit der Stromstärke in die Höhe gehen, steigt wohl auch die entwickelte Widerstandswärme; lange bevor wir jedoch einen merkbaren thermischen Effekt zu erzielen imstande sind, gebieten uns die Schmerzempfindung der sensiblen und die Muskelreaktion der motorischen Nerven, bei dem Gleichstrom auch die elektrolytische Wirkung desselben, ein kategorisches Halt. Nur bei Stromintensitäten, welche bereits die schwerste Schädigung oder den Tod des Menschen herbeiführen, finden wir eine thermometrisch nachweisbare Erwärmung. Dies illustrieren z. B. interessante Untersuchungen von Mc. Donald und Spitzka, welche im Rückenmarkskanal der durch Elektrokution Hingerichteten Temperaturen von 122° Fahrenheit, d. i. 50° Celsius nachweisen konnten. Es wurde dabei das Rückenmark der Länge nach zwischen einer auf den Kopf und auf das Gesäß aufgelegten Elektrode durchströmt. Die zur Verwendung kommende Spannung betrug zwischen 1000—1500 Volt.

Wollen wir am lebenden und fühlenden Menschen eine Durchwärmung durch den elektrischen Strom ausführen, so bedürfen wir dazu einer Stromesart, welche dieser schweren physiologischen Wirkungen, die den gewöhnlichen Strömen eigen sind, entbehrt. Nur ein Strom, der keine Schmerzempfindung, nur ein solcher, der keine Muskelzuckung auslöst, läßt sich in seiner Intensität so weit hinaufschrauben, daß er eine merkliche, eventuell therapeutisch verwertbare Wärmewirkung gibt.

Die Geschichte der Diathermie.

Eine Stromform, welche diese Bedingungen erfüllt, hat die Elektro technik in den Hochfrequenzströmen gefunden. Diese wurden zuerst von dem tschechisch-amerikanischen Ingenieur Nicola Tesla dargestellt als Wechselströme von außerordentlich raschem Richtungswechsel (Frequenz), verbunden mit einer Spannung bis zu mehreren hunderttausend Volt. Sie heißen in dieser Form daher auch Teslaströme. Solche Ströme wurden von dem französischen Physiologen d'Arsonval im Jahre 1892 für Heilzwecke empfohlen, weshalb ihre Anwendung in der Therapie den Namen d'Arsonvalisation erhalten hat.

Eine Reihe von auffallenden physikalischen Erscheinungen ist ihnen eigen, welche sie zur Erzielung brillanter Experimente verwerten lassen. Im Gegensatz dazu ist aber ihre Reizwirkung auf motorische und sensbile Nerven überraschend gering. Wenn es auch eine oft wiederholte Übertreibung ist, daß ihnen eine solche überhaupt nicht zukommt, so ist doch ihr physiologischer Effekt in diesem Sinne unverhältnismäßig schwächer als der des gewöhnlichen Gleich- oder Wechselstromes.

Infolgedessen können sie auch therapeutisch in ungleich höheren Stromstärken zur Anwendung kommen.

Bereits Tesla war es aufgefallen, daß sich unter der Einwirkung solcher Ströme bisweilen Körper deutlich erwärmen. Auch d'Arsonval machte die Beobachtung, daß sie bei der Applikation am Menschen in bestimmter Versuchsanordnung und entsprechender Stromstärke eine nicht unbeträchtliche Erwärmung des durchströmten Gewebes zur Folge haben[1]). Diese Tatsache wurde im weiteren durch die Experimente von A. Cornu und J. Marey bestätigt[2]).

Diesen Forschern und desgleichen allen jenen, welche später ähnliche Beobachtungen machten, lag jedoch der Gedanke vollkommen fern, diese Wärme, die sie wenigstens zum Teil als Widerstandswärme physikalisch richtig deuteten, therapeutisch auszunutzen. d'Arsonval selbst bezeichnet sie als lästige Nebenerscheinung (une sensation de chaleur désagréable)[3]). Weder ihm noch den anderen Beobachtern kam die theoretische und praktische Bedeutung dieser Erscheinung zum Bewußtsein. Es verdient dies aus dem Grunde betont zu werden, weil heute von zahlreichen französischen Autoren (Delherm, Laquerrière, Doyen u. a.) die Diathermie als Erfindung d'Arsonvals reklamiert wird.

Als im Jahre 1898 R. v. Zeynek im Laboratorium Professor Nernsts Untersuchungen mit Hochfrequenzströmen anstellte, konnte auch er die eben erwähnte Wärmewirkung konstatieren. Er stellte fest, daß Hochfrequenzströme bestimmter Wellenlänge keine andere Empfindung als die der Wärme auslösen. Er erkannte aber auch gleichzeitig die Tragweite dieser Entdeckung und sprach als erster in bestimmter Form den Gedanken aus, diese Wärme für die Therapie nutzbar zu machen. Zeynek sagt in seiner diesbezüglichen Arbeit[4]): „Eine Beobachtung von Interesse ist bei diesen Versuchen gemacht worden: obwohl keine der uns geläufigen physiologischen Stromwirkungen bei der Mehrzahl dieser Versuche auftrat, war eine deutliche Erwärmung der beiden zum Versuch verwendeten Finger zu verspüren; diese rührt offenbar von Joulescher Wärme her. Es dürften die Tesla-Schwingungen das einzige Mittel sein, eine gleichmäßige Durchwärmung des Körpers zu ermöglichen."

Allerdings war zu dieser Zeit die Technik der Hochfrequenz noch in ihren Anfängen und es war noch nicht gelungen, hochfrequente Wechselströme in jener Form herzustellen, die, vollkommen frei von sensibler oder motorischer Reizung, den Wärmeeffekt rein zur Geltung kommen ließen. Nichtsdestoweniger aber verfolgte Zeynek den einmal gefaßten Gedanken weiter und es gelang ihm, im Jahre 1904 Dr. W. v. Preyß für die Sache zu interessieren. Beide unternahmen nun eine

---

1) C. R. 20. März 1893.

2) C. R. 3. Juli 1893.

3) Zit. nach v. Zeynek.

4) Nachrichten von der Königlichen Gesellschaft der Wissenschaften zu Göttingen (Mathem.-physikal. Abteilung) 1899, S. 101.

Reihe von planmäßigen Untersuchungen mit einem Teslainstrumentarium besonderer Konstruktion. Im Jahre 1905 unterzog Zeynek auf der Klinik Wölfler in Prag seine Methode der ersten klinischen Erprobung und hatte die Genugtuung, bei der Behandlung eines infolge von Gonorrhoe versteiften Handgelenkes einen schönen Erfolg zu erzielen. Dabei verschwieg er sich aber nicht, daß die Technik seines Verfahrens noch manches zu wünschen übrig ließ und daß sie in dieser Form ungeeignet war, dem therapeutisch-praktischen Bedürfnis des Arztes zu genügen. Vor allem war es die hohe Spannung der Teslaströme, daneben ihr ungleichmäßiger Verlauf, welche sich höchst störend bemerkbar machten.

Es handelte sich also darum, die überflüssig hohe Spannung herabzudrücken und andererseits die diskontinuierlichen Wechselströme, wie sie Tesla verwandte, in kontinuierliche umzuwandeln. In diesem Bestreben fand er einen erfolgreichen Mitarbeiter in Dr. v. Bernd, dem vor allem die weitere Ausgestaltung der Apparatur zu danken ist.

Das Problem, kontinuierliche oder ungedämpfte Hochfrequenzströme zu erzeugen, wurde damals auch von den Technikern der drahtlosen Telegraphie auf das eifrigste verfolgt. Der dänische Ingenieur Waldemar Poulsen war der erste, welchem die Lösung dieser Aufgabe gelang. Er zeigte, daß sich mit dem nach ihm benannten elektrischen Lichtbogen Wechselströme von sehr hoher Frequenz und annähernd kontinuierlichem Verlauf erzeugen ließen. Bernd war die Bedeutung dieser Erfindung für die von Zeynek, Preyß und ihm verfolgte Absicht sofort klar, und er konstruierte mit Hilfe des Poulsenschen Lichtbogens einen Hochfrequenzapparat, der sich für die Zwecke der elektrischen Durchwärmung als durchaus brauchbar erwies.

Nachdem die genannten Forscher zuerst in zahlreichen Experimenten an Tieren und sich selbst die Technik und die physiologische Wirkung des von ihnen ersonnenen Verfahrens studiert hatten, stellten sie auf der Klinik Professor Ortners in Innsbruck die erste Serie klinischer Untersuchungen an, über welche sie im April 1908 (Wiener Klinische Wochenschrift Nr. 15) ausführlich berichteten. Es waren 10 Fälle von teils akuten, teils subakuten Arthritiden, welche sie mit gutem Erfolg behandelten. Die neue Heilmethode erhielt von ihren Erfindern den Namen Thermopenetration.

Das Verdienst Zeyneks und seiner Mitarbeiter, die elektrische Wärmedurchstrahlung in die Therapie eingeführt zu haben, blieb, wie bekannt, nicht unbestritten. Dr. Fr. Nagelschmidt in Berlin beanspruchte die Priorität der Idee für sich. Auch Nagelschmidt waren die Wärmewirkungen, welche Hochfrequenzströme im lebenden Gewebe entfalten, nicht unbekannt und in einem Referat, das er auf der 79. Versammlung Deutscher Naturforscher und Ärzte im Jahre 1907 in Dresden hielt, wies er unter anderem auf dieses Phänomen hin und demonstrierte dasselbe am lebenden Menschen[1]). Der Gedanke aber, diese Er-

[1]) Nach Nagelschmidt. Leider fand gerade diese zweifellos bemerkens-

scheinung als therapeutische Methode systematisch zu verwerten. wurde von Nagelschmidt, soweit ich feststellen konnte, erst im Dezember 1908 in seiner Arbeit „Tabes und Hochfrequenzbehandlung“ (Münchener Medizinische Wochenschrift 1908, Nr. 49) ausgesprochen. Er bezeichnet an dieser Stelle dieses Verfahren als Elektrotransthermie[1]). Der Name Diathermie, der später von Nagelschmidt vorgeschlagen und auch von Zeynek akzeptiert wurde, erscheint jedoch zweckmäßiger und auch der Kürze wegen der griechisch-lateinischen Mißbildung Thermopenetration vorzuziehen. Er soll daher auch durchweg im folgenden gebraucht werden.

Die Stellung der Diathermie in der Thermo- und Elektrotherapie.

Es ist aus dem bisher Gesagten wohl ohne weiteres klar, daß die Diathermie ein vollkommen neues, eigenartiges Mittel darstellt, Organe und Organteile zu erwärmen, das sich von den bisher gebräuchlichen Arten der Wärmetherapie prinzipiell unterscheidet. Während diese die Wärme ausschließlich von der Oberfläche der Haut oder Schleimhäute aus durch Kontakt oder Strahlung in die Tiefe zu bringen suchen, erzeugt die Diathermie die Wärme im Innern des Gewebes selbst, wo sich elektrische Energie in Wärme umsetzt. Die Entstehung der Wärme ist also hier eine endogene, eine unmittelbare, in allen anderen Fällen eine exogene, die durch irgendwelche Wärmeträger dem Organismus vermittelt wird.

Die Diathermie ist die einzige Methode, die es ermöglicht, Gewebe oder Organe in beliebiger Tiefe zu durchwärmen. Über die Tiefenwirkung der verschiedenen anderen thermischen Prozeduren sind die Angaben zwar sehr differente (siehe Winternitz: Hydrotherapie), doch steht das eine fest, daß dieselben in diesem Punkt mit der Diathermie auch nicht annähernd konkurrieren können.

Wenn die Diathermie ihrem therapeutischen Effekt nach auch vor allem zur Thermotherapie gerechnet werden muß, so ist sie ihrer Technik nach doch eine elektrische Behandlungsweise, denn sie erfordert ein Instrumentarium zur Erzeugung einer bestimmten Art von Strom, Elektroden zu dessen Applikation usw. Von diesem Standpunkt aus ist sie also eine Methode der Elektrotherapie und reiht hier in das Kapitel „Hochfrequenz“ ein.

Die Hochfrequenzströme stellen eine ganz spezielle und interessante Form der elektrischen Energie dar, die in physikalischer wie in physiologischer Beziehung eine Sonderstellung einnimmt. Wollen wir das Wesen der Diathermie von Grund aus verstehen, dann ist es notwendig, daß wir uns zunächst mit den besonderen Eigenschaften dieser Ströme vertraut machen.

---

werte Mitteilung weder in die Verhandlungen der Gesellschaft noch auch in die Referate eine Aufnahme.

[1]) In der von Nagelschmidt zitierten Arbeit: „Bemerkungen zur Blitzbehandlung“, Deutsche Medizinische Wochenschrift 1908, Nr. 10 findet sich nur ein ganz kurzer Hinweis auf die „thermische Wirkung“ der Fulguration.

Erstes Kapitel.

Die Physik der Diathermie.

1. Über Hochfrequenzströme.

Wechselströme niederer und hoher Frequenz.

Hochfrequenzströme, schnelle elektrische Schwingungen oder Oszillationen nennen wir Wechselströme von sehr hoher Frequenz, d. h. Wechselzahl pro Sekunde. Dieser Satz ist auch insofern umkehrbar, als wir sagen können: unsere gewöhnlichen, sogenannten sinusoidalen Wechselströme, wie wir sie industriell und auch elektrotherapeutisch benutzen, sind elektrische Schwingungen oder Oszillationen niederer Frequenz. Hoch- und niederfrequente Wechselströme sind also im Prinzip einander gleich und unterscheiden sich nur durch die in der Sekunde sich vollziehende Zahl der Richtungswechsel. Während die von unseren elektrischen Zentralen gelieferten Ströme pro Zeiteinheit in der Regel nicht mehr als 100 Wechsel aufweisen, zählen diese bei den Hochfrequenzströmen nach Millionen. Die Grenze festzusetzen, von der ab wir einerseits von Niederfrequenz, andererseits von Hochfrequenz oder kurzweg elektrischen Schwingungen sprechen wollen, untersteht natürlich der Willkür. Im Sinne der Elektrotherapie spricht man von Hochfrequenzströmen dann, wenn sie die Wechselzahl von einer Million pro Sekunde erreichen.

Die gewöhnlich für technische Zwecke verwendeten Ströme werden bekanntlich durch Maschinen erzeugt und zwar meist in der Weise, daß an feststehenden eisenerfüllten Spulen große radial angeordnete Elektromagnete vorbeirotieren. Die Zahl der Richtungswechsel hängt von der Zahl der Magnetpole und der Rotationsgeschwindigkeit der Maschine ab; sie beträgt, wie erwähnt, meist nicht mehr als 100 pro Sekunde.

Ist es möglich, nach diesem Prinzip auch Wechselströme mit Millionenfrequenz zu erhalten? Trotz ungezählter technischer Versuche ist es bis jetzt nicht gelungen, dies zu erreichen. Wohl gibt es auch rotierende Maschinen mit verhältnismäßig hoher Polwechselzahl; so hat N. Tesla verschiedene Modelle konstruiert, deren Frequenz bis zu 30 000 steigt, Fessenden hat sogar einen Generator gebaut, dessen sekundliche Periodenzahl 60 000 erreicht, aber damit scheint man an der Grenze der Leistungsfähigkeit angelangt zu sein. Zwar könnte man noch die Zahl der Magnetpole vermehren und Maschinen von ungeheuren Dimensionen bauen, aber selbst dann noch wären Rotationsgeschwindigkeiten erforderlich, denen keine Eisenkonstruktion standhalten würde. Wahrscheinlich wäre die Erreichung solch hoher Schwingungszahlen, wie sie die Hochfrequenz fordert, und damit die ganze Technik derselben noch heute ein schöner Traum, hätte uns die Natur nicht ein Mittel an die Hand gegeben, welches dieses Problem in einfachster Weise löste: es ist dies der elektrische Funke.

Der Funke als Erreger elektrischer Schwingungen.

Habe ich einen Kondensator, z. B. eine Leidener Flasche, aufgeladen, so besteht zwischen deren beiden Belegen eine Spannungsdifferenz, die aber infolge des sie trennenden Dielektrikums, des Glases, nicht zum Ausgleich kommen kann. Auf der einen Seite, der positiven, besteht gleichsam ein Überdruck, auf der anderen, der negativen, ein ebenso großer Unterdruck. Lege ich nun an die beiden Flächen je einen Draht leitend an (Fig. 1) und nähere die beiden freien Enden dieser zwei Dräthe einander, so wird bei einer bestimmten Distanz, jedoch noch vor einer Berührung, ein Funke zwischen ihnen auftreten, der die Entladung des Kondensators herbeiführt.

Dieses sichtbare Phänomen der Entladung in Form des Funkens wollen wir nun etwas näher betrachten.

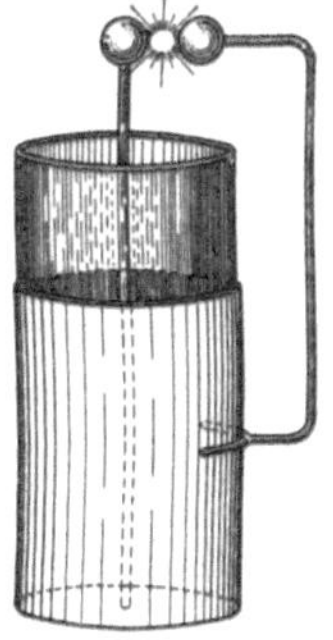

Fig. 1.

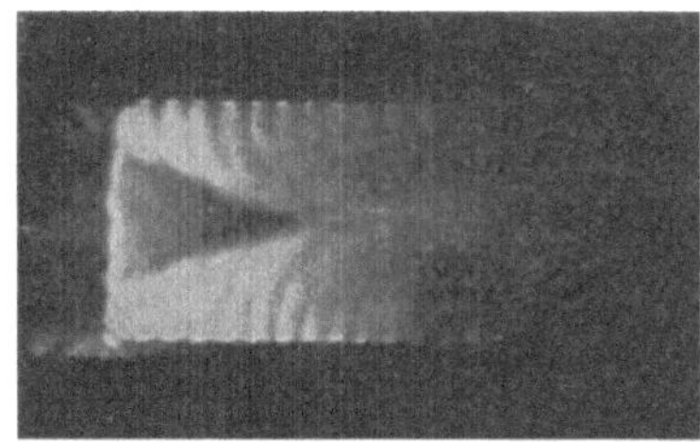

Fig. 2[1]).

Obwohl es nur Bruchteile einer Sekunde dauert, sind wir trotzdem imstande, dasselbe genauer zu analysieren. Feddersen hat dies im Jahre 1862 das erstemal mit Hilfe eines um seine Achse schnell rotierenden Spiegels getan. Wenn man das Bild eines Funkens in einem solchen Spiegel betrachtet, so erscheint dasselbe in Form eines Bandes auseinandergezogen, wie es Fig. 2 darstellt. Dieses Bild, welches den Funken in seine einzelnen Phasen zerlegt, ist kein einheitliches Lichtband, wie man zunächst erwarten sollte, sondern ein unterbrochenes, aus einzelnen leuchtenden Streifen zusammengesetztes, was uns beweist, daß der Entladungsvorgang kein kontinuierlicher, sondern ein intermittierender ist.

Wie bereits vor Feddersen im Jahre 1847 Helmholtz auf Grund theoretischer Erwägungen erschlossen und Thomson 1853 durch Rechnung bestätigt hat, ist die Entladung eines Kondensators durch einen Funken ein wesentlich komplizierterer Vorgang, als man vielleicht anzunehmen geneigt wäre. Der Ausgleich der Spannung findet nicht einfach in der Art statt, daß die Elektrizität vom Orte des höheren zu dem des niedrigeren Druckes, nach unserer Vorstellung also vom positiven zum negativen Pol hinüberströmt, bis die Spannungsgleiche erreicht ist; wir haben uns vielmehr vorzustellen, daß die durch die

[1]) Nach „Nairz, Radiotelegraphie“.

plötzliche Überwindung des Luftwiderstandes in Bewegung gekommene Elektrizität infolge einer Art von Trägheit oder Beharrungsvermögens über das Ziel hinausschießt und nunmehr den ursprünglich negativen Beleg jetzt positiv auflädet. Auf diese Weise kommt es zunächst zu einer Umkehrung der ursprünglichen Polarität: wo früher Unterdruck war, ist jetzt Überdruck.

Dieser Zustand ist jedoch, nachdem einmal die Entladung eingeleitet ist, gleichfalls nicht beständig und hat zur Folge, daß der Entladungsvorgang im nächsten Moment in entgegengesetzter Richtung einsetzt. Aber auch diesmal wird der Gleichgewichtszustand noch nicht erreicht, sondern abermals ein Spannungsunterschied und zwar wieder in entgegengesetztem Sinn erzielt. So findet ein Hin- und Herschießen der Elektrizität in wechselnder Richtung, allerdings in stetig abnehmender Intensität so lange statt, bis endlich nach ca. 15 bis 20 Umkehrungen das System zur Ruhe kommt und der Kondensator entladen ist.

Die Entladung erfolgt also in Form einer elektrischen Strömung, die außerordentlich rasch ihre Richtung wechselt, wenn man bedenkt, daß der ganze Vorgang nicht mehr als $^1/_{50000}$ Sekunde in Anspruch nimmt. Wir haben es also hier mit einem richtigen Wechselstrom von sehr hoher Frequenz oder mit dem zu tun, was wir oben als elektrische Schwingungen bezeichnet haben. Allerdings dauert ein solcher „Strom" nur Bruchteile einer Sekunde, da er mit dem Moment des Spannungsausgleiches erloschen ist. Die kurze Dauer, in der sich dieses Ausgleichsphänomen abspielt, bedingt es auch, daß der Funke von unserem Auge nur als einheitliche Lichterscheinung empfunden wird.

Die Erklärung, welche ich hier von der oszillatorischen Entladung eines Kondensators gegeben habe, macht nicht den Anspruch auf physikalische Exaktheit, sie ist vielmehr nur ein Gleichnis, welches den Vorgang unserem Verständnis näherbringen soll.

Vergleiche aus der Mechanik und Hydrodynamik werden uns diesen Vorgang noch klarer machen. Der Name Schwingung knüpft an unsere Vorstellungen aus der Mechanik an; wir denken dabei an die Schwingungen eines Pendels, einer Saite, eines Stabes u. ä. Wir gebrauchen den Ausdruck Schwingung in übertragenem Sinn auch dort, „wo es sich nicht um die wirkliche Bewegung materieller Körper handelt, sondern um Veränderungen irgendwelcher Größen, deren zeitlicher Ablauf durch dieselben formalen Mittel darstellbar ist" (Geitler). In der Tat besteht zwischen der mechanischen Schwingung und der elektrischen eine weitgehende Analogie.

Bringt man ein Pendel aus seiner Gleichgewichtslage und läßt es dann plötzlich los, so wird es nicht einfach in seine Ruhestellung zurückkehren, sondern infolge der erlangten Beschleunigung über diese hinausgehen, nach Erreichung einer bestimmten Höhe wieder umkehren und so Schwingungen vollziehen, deren Amplituden immer kleiner und kleiner werden. Auch hier ist es das Beharrungsvermögen, welches die

Fortsetzung der Bewegung über die Ruhestellung erzwingt. In gleicher Weise wird auch eine gespannte Saite zu Schwingungen angeregt, wenn sie aus ihrer Mittellage gebracht und dann plötzlich freigegeben wird.

Auch in der Hydrodynamik finden wir analoge Beispiele. Zwei Gefäße A und B (Fig. 3) seien durch ein weites Rohr, das durch den Hahn H abgesperrt werden kann, kommunizierend miteinander verbunden. Beide wären bis zu verschiedener Höhe mit Wasser gefüllt. Öffnen wir nun rasch den Hahn, so wird das Wasser mit einer dem Druckunterschied entsprechenden Gewalt von A nach B hinüberschießen und anschließend eine auf- und niedergehende Bewegung der beiden Niveauflächen erzeugen, die erst nach mehrmaligem Hin- und Herschwanken zur Ruhe kommt. Auch hier haben wir es mit Schwingungen zu tun.

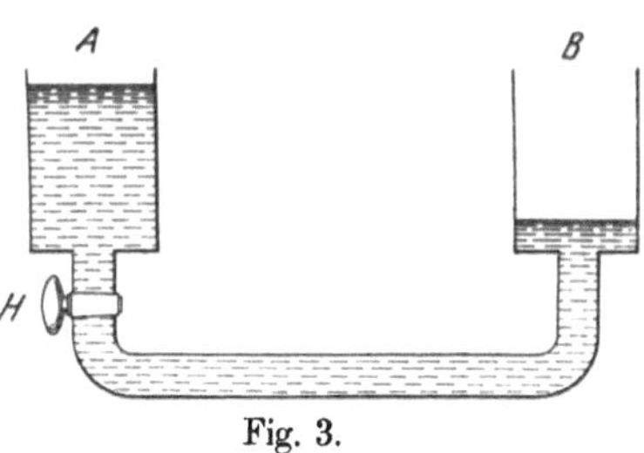

Fig. 3.

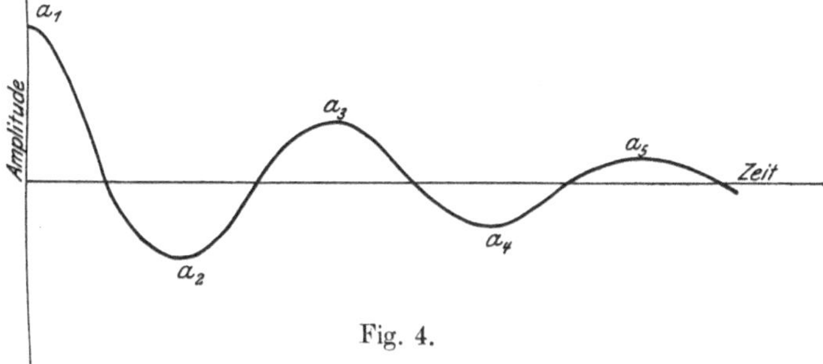

Fig. 4.

Die Zahl der Beispiele, welche uns die Ähnlichkeit zwischen elektrischen und anderen Schwingungen veranschaulichen, ließe sich noch beliebig vermehren. In allen in Betracht kommenden Fällen läßt sich die Bewegung graphisch in gleicher Weise darstellen. Denken wir uns auf der Abszisse die Zeit und auf der Ordinate die jedem Zeitpunkt entsprechende Entfernung des schwingenden Körpers von der Gleichgewichtslage (Amplitude) aufgetragen, so bekommen wir eine Linie, wie sie Fig. 4 darstellt.

Gedämpfte und ungedämpfte Schwingungen.

Heben wir ein Pendel aus seiner Mittelstellung zu einer gewissen Höhe, so erteilen wir demselben eine bestimmte Menge potentieller Energie (Energie der Lage). Beim Loslassen setzt sich diese potentielle Energie in kinetische Energie (Energie der Bewegung) um, die ihr Höchstmaß in dem Augenblicke erreicht, wo das Pendel die Vertikale passiert, um von diesem Moment an sich wieder in potentielle Energie zurückzuverwandeln. Nur wird das Pendel jetzt nicht mehr die gleiche Höhe und damit auch nicht mehr das gleiche Maß potentieller Energie erreichen, das es in seinem Ausgangspunkt hatte.

Ein Teil derselben ist auf dem Wege verloren gegangen oder besser gesagt in andere Energieformen übergeführt worden. Dadurch hat sich die Amplitude der Schwingungen verkleinert. Vor allem sind es die Bewegungswiderstände, die Reibung am Aufhängepunkt und der Luftwiderstand, welche einen Teil der kinetischen Energie in Wärme verwandeln. Ein anderer Teil wird als lebendige Kraft auf das umgebende Medium, hier also die Luft, übertragen, welche Übertragung in der Physik als Strahlung bezeichnet wird. Den gesamten durch diese Faktoren zustandekommenden Energieentzug bezeichnen wir als Dämpfung und Schwingungen, die in jener Form ablaufen, wie sie ein freischwingendes Pendel ausführt, heißen wir gedämpfte. Ihr Verlauf ist durch die oben angeführte Kurve (Fig. 4) wiedergegeben.

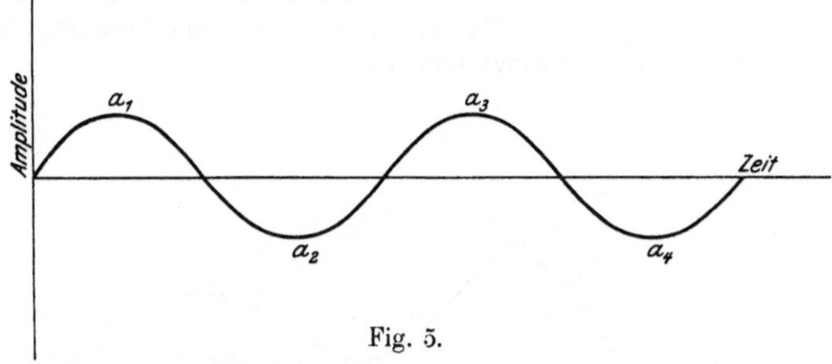

Fig. 5.

Wäre die Dämpfung nicht vorhanden, dann müßten die Elongationen des Pendels sich immer gleich bleiben und die Transformation zwischen kinetischer und potentieller Energie müßte in alle Ewigkeit andauern. Es würde dann die Bewegung einer Sinuslinie entsprechen, deren Amplituden konstant sind (Fig. 5). Solche Schwingungen heißen ungedämpfte. Man kann sie bei einem Pendel dadurch erreichen, daß man den durch Reibung und Strahlung bedingten Energieverlust durch den Zug eines Gewichtes deckt (Uhrpendel).

Betrachten wir nun von diesem Gesichtspunkte aus die schwingende Entladung eines Kondensators.

Der aufgeladene Kondensator besitzt eine bestimmte Größe elektrostatischer Energie (elektrische Energie in ruhender Form). Mit dem Einsetzen der Entladung verwandelt sich diese in elektromagnetische Energie (elektrische Energie in Bewegung), wird aber, nachdem sie ihr Maximum erreicht hat, sofort wieder in elektrostatische zurückverwandelt. Der Kondensator ladet sich neuerdings auf, aber in entgegengesetztem Sinn, wobei die Polarität der Belege vertauscht wird. Die Folge davon ist eine Umkehrung des Vorganges usw. Auch dieser Wechsel zwischen elektrostatischer und elektromagnetischer Energie würde sich unbegrenzt lange wiederholen, wenn nicht die elektrische in andere Energieformen übergeführt und so verbraucht würde. Es tritt auch hier eine Dämpfung auf, welche die Schwingungen zum Stillstand bringt und den Kondensator endgiltig entladet.

Die Ursachen dieser Dämpfung sind ähnliche wie im Falle des Pendels. Zunächst ist es auch hier der Luftwiderstand der Funkenstrecke, welcher die elektrische Energie in Wärme umformt. Diese erreicht eine solche Höhe, daß ein Teil des Elektrodenmaterials verdampft und diese Metalldämpfe gleichzeitig mit der Luft ins Glühen kommen, welche Lichterscheinung uns als Funke imponiert. Andererseits wird ein Teil der Bewegungsenergie auf den umgebenden Äther übertragen und pflanzt sich nach allen Richtungen des Raumes weiter. Dieser Vorgang wird als elektromagnetische Strahlung bezeichnet, er ist es, dessen sich die Funken-, Strahlen- oder Radiotelegraphie als Vermittlerin an Stelle des Drahtes bedient. Also auch hier haben wir die gleiche Ursache für die Dämpfung wie im Falle des Pendels, einerseits Wärmebildung durch Reibung, andererseits Strahlung.

Grundbegriffe aus der Schwingungslehre.

Da wir im folgenden stets mit den physikalischen Größen, welche die Form und den Ablauf der Schwingungen bestimmen, operieren müssen, so seien dieselben hier kurz definiert.

Schwingungsdauer oder Periode (T) ist die Zeit, welche eine einzelne Schwingung zu ihrem Ablauf braucht, also die Zeit, welche von einem Maximum bis zur Erreichung des nächsten gleichsinnigen Maximums verfließt.

Schwingunszahl oder Frequenz (n) ist die in der Sekunde ausgeführte Anzahl von Schwingungen, d. h. die Periodenzahl pro Sekunde.

Die Wechselzahl (2 n) ist gleich der doppelten Schwingungszahl oder Frequenz.

Vollziehen sich in der Sekunde n Schwingungen, so ist $n\,T = 1$, daher $n = \frac{1}{T}$.

Schwingungsweite oder Amplitude (a) ist der größte Abstand des schwingenden Körpers von der Gleichgewichtslage.

Jedes Ding, das überhaupt die Fähigkeit zum Schwingen besitzt, hat eine ihm eigentümliche durch seine physikalische Beschaffenheit bedingte Schwingungszahl oder Frequenz, die wir als seine Eigenfrequenz bezeichnen. Eine Saite von bestimmter Länge und Spannung wird bei sonstigen gleichen äußeren Bedingungen einen Ton von gewisser Höhe geben, ein Pendel von gegebener Länge wird an Orten gleicher Schwerkraft stets die gleiche Schwingungsdauer haben. Darauf beruht ja bekanntlich seine Brauchbarkeit zur Zeitmessung. Auch jedes schwingungsfähige elektrische System hat eine ihm zukommende Eigenfrequenz. Diese wird allein bestimmt durch zwei Größen: seine Kapazität und seine Selbstinduktion.

Unter **Kapazität** (C) verstehen wir das Fassungsvermögen für Elektrizität, wie es z. B. ein Kondensator besitzt. Man mißt die elektrische Kapazität eines Leiters durch die Elektrizitätsmenge, welche notwendig ist, um ihn auf die Einheit des Potentials zu laden. Je größer diese Elektrizitätsmenge, desto größer seine Kapazität.

Selbstinduktion nennt man das Vermögen eines Leiters, auf seiner eigenen Bahn Induktionsströme zu erzeugen. Es ist bekannt, daß ein galvanischer Strom bei seinem Entstehen und Vergehen oder ganz allgemein ein Strom, welcher seine Intensität ändert, in einem benachbarten Drahtkreis sogenannte Induktionsströme erregt. Ganz ebenso aber induziert er solche Ströme auch bei Intensitätsschwankungen auf seiner eigenen Bahn Diese heißen Selbstinduktions- oder Extraströme. Die Fähigkeit der Selbstinduktion wird wesentlich bedingt durch die Form des Leiters, so besitzen sie in Spulen gewickelte Drähte in hohem Maße.

Als **Koeffizienten der Selbstinduktion** (L) bezeichnet man das Verhältnis, in welchem die erzeugte elektromotorische Kraft des Extrastromes zu der Geschwindigkeit steht, mit welcher die Stromstärke in der Spule sich ändert.

Wir werden im folgenden den Ausdruck Selbstinduktion, der ja eigentlich nur eine Eigenschaft bestimmter Körper darstellt, häufig für diese Körper selbst setzen und z. B. einen in Spulenform gewickelten Leiter kurzweg als Selbstinduktion bezeichnen. Desgleichen wird der Ausdruck Kapazität als allgemeiner Begriff für Kondensator (Leidener Flasche, Plattenkondensator) gebraucht werden.

In unseren früheren Betrachtungen haben wir gesehen, wie durch die Entladung einer Kapazität elektrische Schwingungen zustandekommen. Wir wollen an dieser Stelle nachtragen, daß nicht allein eine Kapazität hierzu nötig ist, sondern auch ein gewisser Grad von Selbstinduktion, von der wir bis jetzt abgesehen haben. Der Leitungskreis, der von den Belegen des Kondensators zur Funkenstrecke führt, besitzt bereits in ausreichendem Maße diese Fähigkeit der Selbstinduktion. Dieselbe vergrößert sich, wenn wir diesen Draht teilweise in Schleifen- oder Spulenform aufwinden.

Von der Kapazität (C) und der Selbstinduktion (L) wird nun die Periode (T) oder mit anderen Worten die Frequenz $\left(\frac{1}{T}\right)$ bestimmt, d. i. die Zahl der Schwingungen, welche ein elektrisches Leitungssystem in der Zeiteinheit ausführt. Nach W. Thomson (Kelvin) und Kirchhoff ist die Periode

$$T = 2\pi\sqrt{LC}.$$

Je kleiner die Selbstinduktion und die Kapazität werden, desto kürzer wird die Dauer der Schwingungen (T), umso größer also die Frequenz $\left(\frac{1}{T}\right)$. Die bei der Diathermie verwendeten Schwingungen haben eine durchschnittliche Frequenz von 1—3 Millionen. Durch weitgehende Verkleinerung der beiden Faktoren L und C lassen sich außerordentlich rasche Oszillationen erzeugen.

Wenn wir das eben Gesagte nochmals zusammenfassen, können wir also sagen: Schwingungen entstehen immer dann, wenn sich eine Kapazität durch eine Selbstinduktion plötzlich entladet. Dies ist der Fall, wenn der Luftwiderstand der Funkenstrecke durch die Spannung der Kondensatorplatten in Form eines Funkens plötzlich durchbrochen wird. Auf das Wörtchen „plötzlich“ ist dabei ein besonderes Gewicht zu legen, weil es einen Fall gibt, bei welchem trotz der Anwesenheit von Kapazität und Selbstinduktion die Entladung nicht in Form von Schwingungen, sondern durch einen langsam absinkenden Gleichstrom zustande kommt. Es trifft dies immer dann zu, wenn der Ohmsche Widerstand des Entladungskreises ein sehr hoher ist im Verhältnis zur vorhandenen Kapazität und Selbstinduktion.

Verbinde ich z. B. die Elektroden der Funkenstrecke, statt zwischen ihnen einen Funken überspringen zu lassen, durch einen sehr schlechten Leiter, etwa einen feuchten Wollfaden, so kommt es wohl ebenfalls zu einem Spannungsausgleich, dieser erfolgt aber nicht in periodischen Schwingungen, sondern aperiodisch durch gleichmäßiges Hinüberströmen der Elektrizität vom Ort des höheren zu dem des niedrigeren Potentials.

Auch hierfür finden wir in der Mechanik und Hydrodynamik analoge Beispiele. Ein Pendel, das sich nicht in Luft, sondern in einem zähflüssigen Medium bewegt, wird, wenn es aus der Gleichgewichtslage gebracht und losgelassen wird, nicht in Schwingungen geraten, sondern ganz langsam in seine Ruhestellung zurückgleiten. Wenn wir uns unsere zwei kommunizierenden Gefäße durch ein sehr enges und langes Rohr verbunden denken, so wird auch hier infolge des hohen Reibungswiderstandes der Ausgleich der Niveaudifferenz nur langsam und kontinuierlich erfolgen.

Ganz allgemein gilt für ein elektrisches System die Regel:

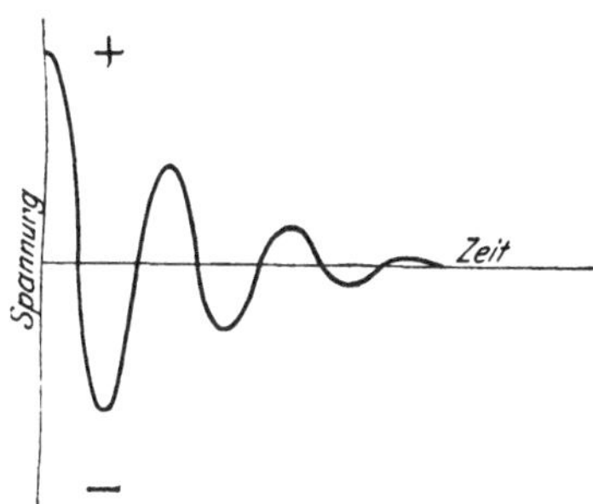

Fig. 6.

die Entladung eines Kondensators erfolgt in Schwingungen, wenn

$$w^2 < \frac{4\,L}{C},$$

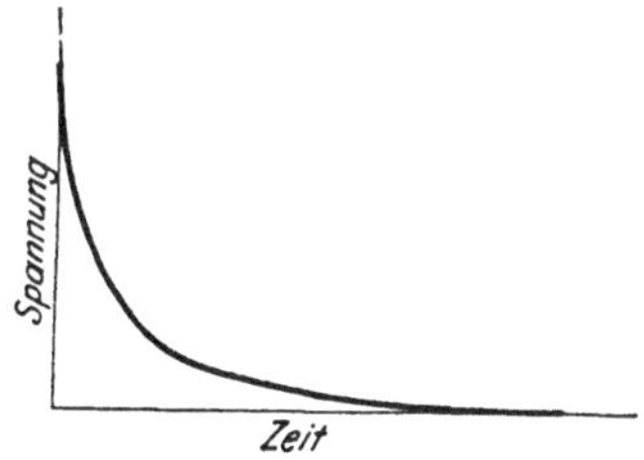

Fig. 7.

die Entladung eines Kondensators erfolgt als Gleichstrom, wenn

$$w^2 > \frac{4\,L}{C},$$

wobei w den Ohmschen Widerstand, L die Selbstinduktion und C die Kapazität bedeuten.

Schließlich sei noch folgendes über die **Dämpfung** (amortissement des oscillations) gesagt. Die Dämpfung mißt man durch das Verhältnis zweier aufeinanderfolgender Amplituden $\frac{a_1}{a_2}$. Da dieses Verhältnis konstant ist, ist auch

$$\frac{a_1}{a_2} = \frac{a_2}{a_3} = \ldots \gamma,$$

Häufiger gebraucht man den Logarithmus dieses Verhältnisses

$$\log \frac{a_1}{a_2} = \delta$$

als Maß für die Dämpfung. δ nennt man das logarithmische Dekrement der Schwingung. Je größer die Dämpfung (γ), desto rascher klingen die Schwingungen ab. Ist $\gamma = \infty$, so ist a_2 bereits 0, d. h. es finden überhaupt keine Schwingungen statt, der schwingende Körper kehrt aperiodisch in seine Ruhelage zurück wie das Pendel in einem zähflüssigen Medium.

Das logarithmische Dekrement steht zu den bekannten Größen der Schwingung in folgender Beziehung:

$$\delta = \pi w \sqrt{\frac{C}{L}},$$

Man sieht also daraus, daß δ umso größer wird, d. h. daß die Schwingungen umso rascher abklingen, je größer der Ohmsche Widerstand (w) des Schwingungskreises ist, was für die späteren Betrachtungen über das Verhalten der Schwingungen in tierischen Geweben von Wichtigkeit ist.

Schwingungsströme, erzeugt durch periodische Kondensatorentladungen.

Die Entladung eines Kondensators durch einen Funken findet in einer Reihe von gedämpften Schwingungen (train d'ondes) statt, deren Zahl etwa 15—20 beträgt. Dieser „Wechselstrom" dauert aber, wie wir gleichfalls gehört haben, nicht länger als durchschnittlich $^1/_{50\,000}$ Sekunde.

Damit ist uns nun keineswegs gedient. Das, was wir anstreben, sind nicht ein paar Schwingungen, die in einem Bruchteil der Sekunde wieder entschwunden sind, sondern hochfrequente Wechselströme von beliebig langer Dauer und ununterbrochenem oder kontinuierlichem Verlauf. Dieses Ziel läßt sich mit Kondensatorentladungen nur annäherungsweise erreichen.

Will ich von dem Kondensator, dessen Energie durch seine einmalige Entladung erschöpft ist, weitere Schwingungen erhalten, so muß ich ihn natürlich immer wieder von frischem aufladen. Dies gelingt in der Praxis dadurch, daß man die Belege desselben an die Pole der Sekundärspule eines Transformators (Induktoriums) anschließt, der den zur Ladung verwendeten Wechselstrom auf entsprechend hohe Spannung bringt. (Gleichstrom ist aus technischen Gründen hierfür weniger geeignet.) Es ist ohne weiteres klar, daß auch die Ladung des Kondensators, selbst wenn sie noch so rasch erfolgte, eine gewisse Zeit beansprucht und dadurch eine Pause schafft, in der keine Schwingungen stattfinden können. Leider wird aber diese an sich notwendige Speisungspause unverhältnismäßig ausgedehnt durch den Umstand, daß ein Kondensator, der sich eben entladen hat, nicht sofort nach dem Abklingen seiner letzten Schwingung wieder aufgeladen werden kann.

Durch den Übergang des Funkens werden die Elektroden der Funkenstrecke wie die zwischen ihnen gelegene Luft ganz bedeutend erhitzt. Die erhitzte, von Metalldämpfen erfüllte (ionisierte) Luft ist aber im Gegensatz zur gewöhnlichen Luft, die bekanntlich ein Isolator ist, für Elektrizität sehr gut leitend und sie bleibt es so lange, bis sie sich wieder abgekühlt hat. Dies erfordert aber eine relativ sehr lange Zeit. Während dieser Frist sind also die Pole der Funkenstrecke durch einen Leiter von sehr geringem Widerstand miteinander verbunden oder, was das gleiche ist, sie sind kurzgeschlossen. In diesem Zustand ist an eine Neuladung des Kondensators nicht zu denken. Jede auftretende Spannungsdifferenz an den Belegen, wie sie ja die Ladung vorstellt, würde sich im Moment über die gut leitende ionisierte Funkenstrecke ausgleichen. Erst nach deren Erkalten wird die notwendige Isolation hergestellt.

So bekommen wir nach je 15—20 Schwingungen in der Dauer von $^1/_{50\,000}$ Sekunde ein schwingungsfreies Intervall, das zur Abkühlung der Funkenstrecke und zur Neuladung des Kondensators erforderlich ist und sich über eine Zeit erstreckt, die 500 mal (!) so lange ist als die Schwingungszeit, demnach etwa $500 \times {}^1/_{50\,000} = {}^1/_{100}$ Sekunde dauert.

Periodische Kondensatorentladungen ergeben also einen Schwingungsstrom, der aus einzelnen stark gedämpften Schwingungsgruppen besteht, die voneinander durch lange Pausen der Ruhe (silence électrique)

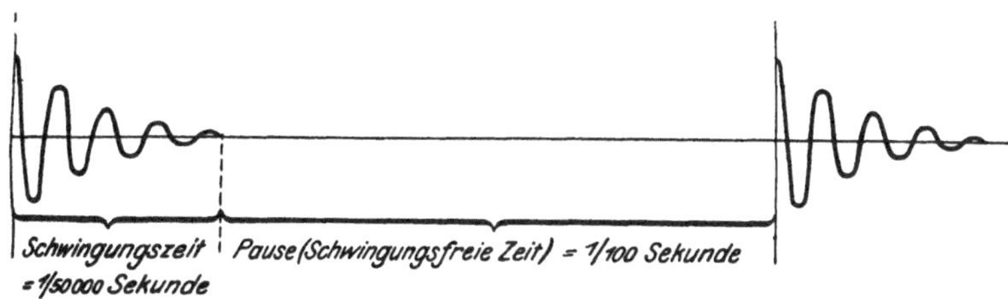

Fig. 8.

getrennt sind. Dabei stellt sich das Verhältnis der schwingungserfüllten zur schwingungsfreien Zeit wie 1 : 500 (Fig. 8).

Bis vor kurzem war man nicht imstande, mehr als 100 Entladungen sekundlich zu erreichen. Rechnen wir auf jede von ihnen im besten Fall 20 Oszillationen, so haben wir also in der Sekunde wirklich zustande kommende Schwingungen etwa 2000.

Dies scheint im Widerspruch mit der früher von uns gemachten Annahme, als Hochfrequenzströme solche zu bezeichnen, deren Schwingungszahl pro Sekunde 1 Million erreicht. In der Tat ist die Hochfrequenz in dem eben betrachteten Fall nur eine fiktive. Wollen wir den Begriff der Hochfrequenz auf den uns vorliegenden Fall ausdehnen, dann müssen wir seine Definition nachstehend modifizieren: Hochfrequenzströme nennen wir Schwingungen von solch kurzer Periode, daß deren Zahl — unter der Fiktion, daß sie ununterbrochen andauern — eine Million in der Zeiteinheit erreichen würde. Nach dieser erweiterten Fassung hätten wir es also auch hier mit einer Frequenz von 50 000 × 20 = 1 000 000 zu tun, da die Zeit, in der sich 20 Schwingungen vollziehen, etwa $^1/_{50000}$ Sekunde beträgt. Wir können somit auch derartige durch Pausen unterbrochene Kondensatorschwingungen als Hochfrequenzströme bezeichnen.

Aber über gewisse Dinge helfen uns theoretische Vereinbarungen nicht hinweg. Das ist in erster Linie die für die medizinische Verwendung bedeutungsvolle Tatsache, daß solche Ströme physiologisch noch immer beträchtliche Reizwirkungen entfalten. Schwingungsströme mit einer wirklichen Periodenzahl von 1 Million in der Sekunde könnten überhaupt keine Erregung auf Nerven oder Muskeln mehr ausüben (siehe Seite 73). Aus diesem Grunde können wir auch Ströme der besprochenen Art für die Diathermie nicht verwenden. Ihre Intensität kann eben wegen des physiologischen Effektes nicht so weit gesteigert werden, daß höhere therapeutisch verwertbare Wärmemengen auftreten. Für bestimmte medizinische Zwecke sind sie jedoch ausreichend. Es ist bekannt, daß Ströme der beschriebenen Verlaufsform von d'Arsonval für die Therapie vorgeschlagen wurden. Für gewisse Applikationen bringt man sie überdies durch eine besondere Transformation auf eine außerordentlich hohe Spannung; dadurch entstehen hochfrequente und hochgespannte Wechselströme, die eigentlichen Teslaströme.

Die Methoden zur Erzeugung sogenannter ungedämpfter Schwingungen.

Die durch einen Funken hervorgerufenen Schwingungen sind stark gedämpfte, die durch periodische Kondensatorentladungen, d. i. durch eine Funkenfolge erzielten Hochfrequenzströme müssen wir demnach als gedämpfte Hochfrequenzströme bezeichnen.

Nun war es seit langem der heißersehnte Wunsch der Elektrotechnik, Hochfrequenzströme mit ununterbrochenem oder kontinuierlichem Verlauf, sogenannte ungedämpfte Schwingungsströme zu erzeugen. Man erhoffte sich von der Erfüllung desselben insbesondere in der Funkentelegraphie eine Vergrößerung der Reichweite der elektromagnetischen Wellen und die vollendete Abstimmungsmöglichkeit zweier radiotelegraphischer Stationen. Heute erscheint dieses Problem wenigstens in praxi gelöst und diese Lösung hat auch auf dem Gebiete der Hochfrequenztherapie einen mächtigen Fortschritt gezeitigt: die Diathermie.

Vor allem sind es zwei im Grunde durchaus verschiedene Methoden, welche die drahtlose Telegraphie und, von ihr entliehen, auch die Diathermie zur Erregung sogenannter ungedämpfter Schwingungen verwenden. Die eine von ihnen, heute wohl die führende, basiert auf dem Funken und seinem oszillierenden Charakter. Durch eine geistreiche Modifikation der Kondensatorentladungen ist es möglich, auch durch sie ungedämpfte oder genauer gesprochen sehr wenig gedämpfte Schwingungen zu erhalten. Die zweite Methode sucht und findet ihr Ziel auf einem völlig anderen, eigenartigen Weg. Ein Lichtbogen, wie er zwischen Kohlen entsteht, wird als Schwingungserzeuger verwendet. Da die letztere Darstellungsweise die für die Diathermie historisch ältere ist, sei sie an erster Stelle besprochen.

1. Der Lichtbogen (Poulsenlampe).

Der Engländer W. Duddell machte bereits im Jahre 1900 die interessante Beobachtung, daß man mit Hilfe einer Bogenlampe, welche mit Gleichstrom gespeist wird, Wechselströme produzieren kann. Die Anordnung, welche dies ermöglicht und auf welche Duddell durch Zufall kam, ist in Fig. 9 schematisch dargestellt.

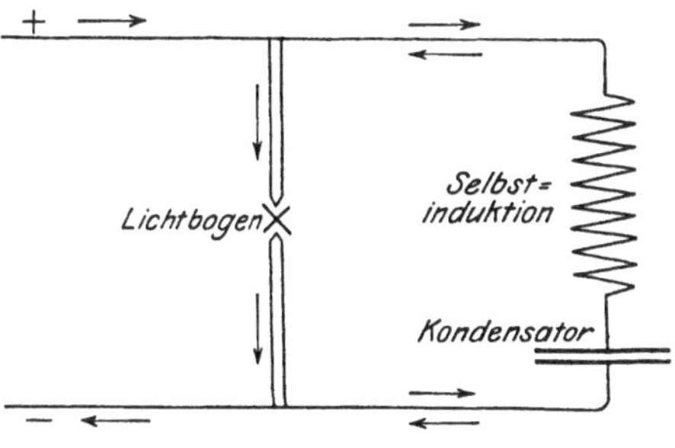

Fig. 9.

Zu dem Lichtbogen einer Bogenlampe, welche von einer Gleichstromquelle, z. B. einer Akkumulatorenbatterie unterhalten wird, schaltet man einen Kondensator (Kapazität) und eine Drahtspule (Selbstinduktion) parallel. Die experimentelle Untersuchung ergibt nun die im Moment überraschende Tatsache, daß in diesem angeschlossenen Kreis trotz des den Lichtbogen speisenden Gleichstroms ein Wechselstrom pulsiert. Dieser überlagert sich auch dem die Kohlen durchsetzenden Gleichstrom in ähnlicher Weise wie eine durch einen Steinwurf angeregte Wellenbewegung in einem Fluß sich der gleichförmigen Strömung derselben addiert. Die Frequenz dieses Wechselstromes ist eine ziemlich hohe, sie erreicht bis 30—40000 Perioden in der Sekunde, immerhin ist sie aber noch zu gering, um für die Radiotelegraphie in Betracht zu kommen.

Eine praktische Bedeutung gewann dieser Laboratoriumsversuch erst dann, als es dem dänischen Ingenieur Waldemar Poulsen im Jahre 1906 gelang, durch eine einfache, doch wesentliche Verbesserung die Schwingungszahl des Lichtbogens beträchtlich zu erhöhen. Poulsen erzielte dies dadurch, daß er den Lichtbogen nicht in gewöhnlicher Luft, sondern in einer mit Wasserstoff erfüllten Kammer brennen ließ. Auf diese Weise lassen sich Schwingungszahlen von 2—300 000 pro Sekunde erzielen. Diese Schwingungen folgen ununterbrochen ohne Pausen aufeinander. sie sind also ungedämpfte. Man hatte somit kontinuierliche Hochfrequenzströme mit ausreichender Periodenzahl dargestellt. Die Begeisterung über die Erfindung Poulsens war groß, und als Lord Armstrong in England das Poulsen-Patent um mehrere Millionen Mark erwarb, fand man die Sache nicht für zu teuer bezahlt.

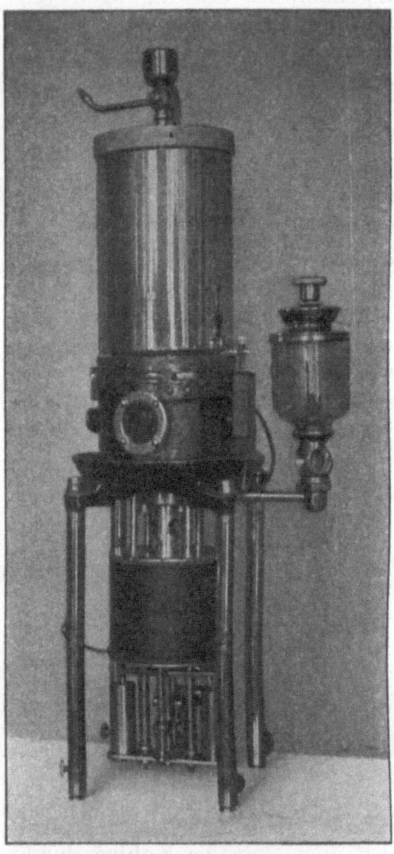

Fig. 10. Poulsenlampe.

Der Erfolg Poulsens regte natürlich auch die Forschung mächtig an und bald war es klar, daß die Hochfrequenz, welche Poulsen mit seinem Lichtbogen erreichte, einzig und allein dem guten Wärmeleitungsvermögen des Wasserstoffs zu danken war, das ungefähr vierzigmal größer ist als das der Luft. Dadurch kommt es zu einer Kühlung der Elektroden und durch diese zu einer Steigerung der Schwingungszahl. Eine Reihe der verschiedensten Kühlmethoden wurde nun erfunden, um das teure Patent Poulsens, das hauptsächlich auf die Wasserstoffkühlung erteilt war, zu umgehen.

Bei den zur Diathermie benutzten Modellen der Poulsenlampe (Fig. 10) wird die Kühlung in der Weise vorgenommen, daß man aus einem Gefäß Spiritus auf die glühenden Elektroden tropfen läßt, wobei dieser verbrennt und die bei der Verbrennung entstehende Kohlenwasserstoffatmosphäre den Lichtbogen einhüllt. Poulsen ersetzte überdies die Kohle, welche die Anode bildet, durch einen Kupferstab. Das gute Wärmeleitungsvermögen des Kupfers sichert so dem positiven Pol, der sich am meisten erhitzt, eine weitere rasche Abkühlung. Der Lichtbogen selbst brennt zwischen den Polen eines Elektromagneten, der von demselben Gleichstrom durchflossen wird und die Aufgabe hat, den Bogen auseinanderzublasen, ihm dadurch ein größeres Volumen zu geben und so seine Kühlung zu unterstützen.

Es wurde bereits erwähnt, daß die Poulsenlampe zuerst von Bernd für die Diathermie verwertet wurde und daß mit ihrer Hilfe die Konstruktion des ersten leistungsfähigen Diathermieapparates gelang. Heute allerdings ist der Lichtbogen durch ein anderes, gleich zu besprechendes Verfahren überholt, nachdem er auch in der drahtlosen Telegraphie die Hoffnungen, die man auf ihn gesetzt, nicht erfüllte. Ich überlasse hier einer anerkannten Autorität auf dem Gebiete der Hochfrequenz, Geheimrat A. Slaby, das Wort, der über den Lichtbogen Poulsens folgendermaßen urteilt:

„Sorgfältige Studien haben uns gezeigt, daß der Enthusiasmus für die ungedämpfte Wellentelegraphie etwas verfrüht war, denn es haften derselben zwei Unvollkommenheiten an, die bis jetzt noch nicht überwunden werden konnten. Zunächst ist es nicht möglich, mit dem Lichtbogen Schwingungen von dauernd konstanter Wellenlänge zu erzeugen. Die Verhältnisse am Lichtbogen sind schwankender Natur, der ungleiche Abbrand der Kohlen wegen mangelnder Homogenität derselben, geringe Unregelmäßigkeiten in dem konstanten Gleichstrom, der den Bogen speist, bedingen einen Wechsel in der Wellenlänge der erzeugten Schwingungen............. Der anfängliche Enthusiasmus über die ungedämpften Wellen hat eine unerwartete Dämpfung erfahren."

2. Die Zisch- oder Löschfunkenstrecke.

Das zweite derzeit in der drahtlosen Telegraphie zu immer größerer Verbreitung gelangende System ist die sogenannte Stoßerregung. Diese Methode, welche sich auf die Untersuchungen von Max Wien stützt, führt uns wieder zur Funkenstrecke zurück. Wien konnte dartun, daß unter gewissen Bedingungen ein schwingungsfähiges System auch durch Funkenentladungen zu ungedämpften Schwingungen angeregt werden kann. Diese Bedingungen basieren auf folgender Überlegung.

Die Dämpfung der Schwingungen wird nach unseren obigen Auseinandersetzungen um so rascher erfolgen, je höher der die Schwingungen verzehrende Widerstand der Funkenstrecke ist. Nach der Relativität aller Begriffe wird aber durch den gleichen Widerstand ein kleines Fünkchen rascher aufgerieben werden und daher dessen Oszillationen rascher erlöschen als ein großer Funke, d. h. ein solcher, der eine größere Elektrizitätsmenge führt. Durch entsprechende Abstufung kann man nun ganz kleine Fünkchen erzielen, die infolge des ihnen gebotenen Widerstandes bereits nach ein bis zwei Schwingungen ersterben. Sie stellen wegen ihres rapiden Abklingens das Extrem der Dämpfung dar.

Mit ihrer Hilfe aber kann man einen zweiten Schwingungskreis zu sehr wenig gedämpften Schwingungen veranlassen. Überträgt man die Schwingungen, welche diese Fünkchen auslösen, durch Induktion auf einen zweiten Kreis, so kann dieser dadurch, falls seine Eigenfrequenz mit der des ersten Leiters übereinstimmt, zum Mitschwingen gebracht werden. Hat dieser zweite Kreis gleichzeitig einen sehr geringen Ohmschen Widerstand (vor allem nicht den hohen Widerstand der Funkenstrecke), so wird er in der ihm eigenen Periode weiterschwingen und zwar auch dann noch, wenn der Erregerkreis bereits verstummt ist. Dies ist z. B. der Fall bei der Senderantenne einer radiotelegraphischen Station, die ausschließlich aus guten Leitern besteht und durch den primären oder Erregerkreis in Schwingungen versetzt wird. Ihre Schwingungen werden nur ganz allmählich abklingen, sie werden mit einem Wort sehr wenig gedämpft sein (Fig. 11).

Wir versinnbilden uns dies wieder am besten in der Weise, wenn wir an eine Stimmgabel denken, die wir durch Anschlag zum Schwingen bringen. Befindet sich in ihrer Nähe eine zweite gleichgestimmte Gabel,

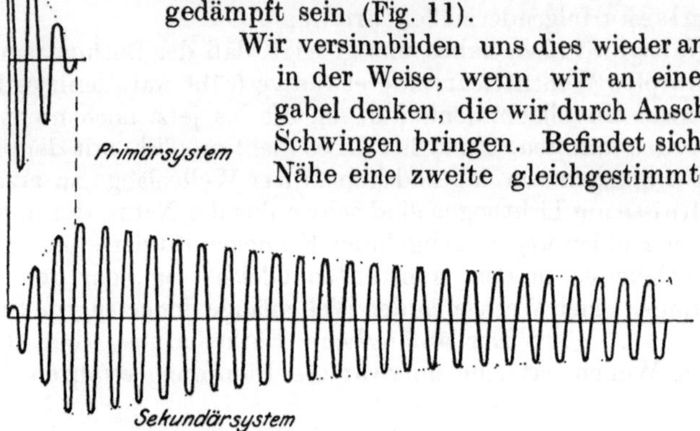

Fig. 11.

so wird diese durch Resonanz zum Mittönen veranlaßt. Bringen wir die erste nun durch Berühren mit der Hand zum Schweigen (Dämpfung), so wird die zweite unbekümmert darum ihre Eigenschwingungen fortsetzen. In gleicher Weise geben die kleinen Funken dem zweiten Kreis bloß den Anstoß zum Selbstschwingen. Man bezeichnet daher diese Art der Erregung als Stoßerregung. Sie gibt uns die Möglichkeit, in einem elektrischen Leiter, der schwingungsfähig ist, also Kapazität und Selbstinduktion besitzt, und dessen Ohmscher Widerstand klein ist, Schwingungen von sehr geringer Dämpfung zu erzeugen.

Die kleinen Fünkchen, welche die Erreger dieser Schwingungen sind, heißen Lösch- oder Abreißfunken, von Max Wien wurden sie wegen eines eigentümlichen Zischens, das sie bei bestimmter Anordnung hören lassen, zuerst Zischfunken genannt. Die sie erzeugende Funkenstrecke heißt daher Zisch- oder Löschfunkenstrecke.

Die hier geschilderten Verhältnisse treffen in vollem Umfang für die Radiotelegraphie zu, auf die Diathermie allerdings können sie nicht ohne weiteres übertragen werden. Hier haben wir nämlich in dem Sekundärkreis nicht einen guten Leiter gleich der Antenne, sondern vielmehr den menschlichen Körper mit seinem relativ enormen Widerstand, einen Körper, der gar keine Eigenschwingungsfähigkeit besitzt. Die sich daraus ergebende Modifikation in unserer Anschauung soll jedoch erst an späterer Stelle erörtert werden.

Die Bedeutung der Wienschen Zischfunkenstrecke für die Diathermie liegt nicht in dem eben Gesagten, sondern vielmehr darin, daß sich mit ihr außerordentlich hohe Funken- oder Impulszahlen erzielen lassen. Während man es früher kaum auf mehr als 100 Funkenentladungen in der Sekunde brachte, steigt deren Zahl bei der nach Wiens Prinzip gebauten Funkenstrecke bis auf 10—20 000. Der Grund hierfür liegt in ihrer eigenartigen Konstruktion.

Vor allem sind es zwei Momente, welche deren Überlegenheit gegenüber der alten Funkenstrecke ausmachen; das eine ist die geringe Schlagweite, das zweite die ausgezeichnete Kühlung. Betrachten wir diese beiden der Reihe nach. Bei dem Funkenstreckenmodell, das die Gesellschaft für drahtlose Telegraphie nach Wiens System konstruierte, stehen einander zwei Kupferscheiben in einer Entfernung gegenüber, die nur Bruchteile eines Millimeters beträgt. Zum Überschlagen einer solchen Luftbrücke reicht eine verhältnismäßig sehr geringe Spannung

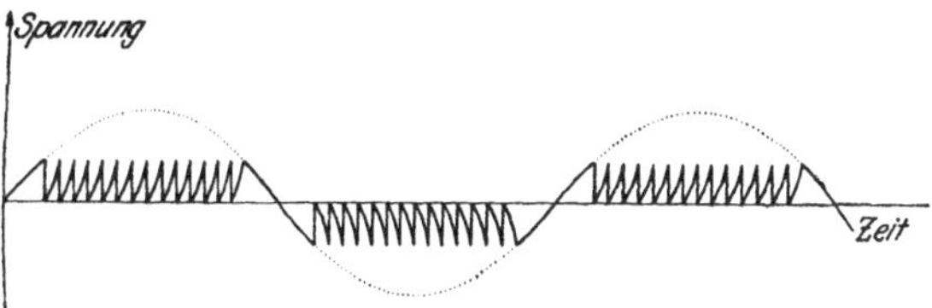

Fig. 12. Partialentladungen der Löschfunkenstrecke. (Die punktierte Linie stellt den Verlauf des Ladungsstromes dar.)

aus. Früher brauchte man, um den Kondensator auf die Entladungshöhe zu bringen, die Spannung eines vollen Wechsels oder einer halben Welle des Wechselstromes, der zur Ladung verwendet wurde. Hatte also dieser primäre Strom hundert Wechsel in der Sekunde, so gab dies nicht mehr als hundert Funken. Jetzt aber, bei dem geringen Abstand der Elektroden reichen bereits Bruchteile der Maximalspannung einer solchen Halbwelle hin, um den Kondensator in jenen Zustand zu versetzen, der es ihm ermöglicht, den Widerstand der Funkenstrecke zu durchbrechen. Es kommt also bereits zu einer Explosion, bevor noch die Ladewelle das Maximum ihrer Spannung erreicht hat. Die Sinuslinie des Ladungsstromes (Fig. 12) ist eben erst im Anstieg, als schon ein Fünkchen überschlägt, nach kurzer Zeit ein zweites und ein drittes in kontinuierlicher Folge. Die Entladung erfolgt nicht erst im Scheitelpunkt, sondern bereits während des Ansteigens der Halbwelle (Partialentladungen, Mikrofunken). Jedem dieser Fünkchen entspricht aber ein Zug von stark gedämpften Wellen im Erregerkreis (Fig. 11). Die großen knallenden Funken der d'Arsonval-Apparate sind gleichsam in eine Reihe kleinster Fünkchen aufgeteilt. „Statt des Donners einer Kanone, die nur in Pausen die Luft erschüttert, haben wir das ununterbrochene Knarren der Maschinengewehre“ (A. Slaby).

Der zweite wesentliche Umstand, welcher diese hohe Funkenzahl ermöglicht, ist die geringe Erhitzung der Funkenstrecke. Wir haben ja früher gesehen, daß es gerade dieses Moment ist, welches die rasche Neuladung des Kondensators verhindert und so die großen Intervalle schafft. Bei der Zischfunkenstrecke scheint dies vermieden. Während früher die großen Funken in der Regel zwischen zwei Kugeln oder Spitzen überschlugen, wobei sich diese stark erhitzten, ist jetzt die Energie in Form zahlreicher kleinster Fünkchen auf zwei weite Kupferflächen verteilt. Bald setzt an dieser, bald an jener Stelle der Platte ein Fünkchen ein. Durch diese Verteilung der Energie über eine Fläche wird eine lokale Überhitzung hintangehalten und ein regelmäßiges Funktionieren der Funkenstrecke garantiert.

Die Kühlung kann weiter unterstützt werden, wie dies bei einigen Diathermieapparten der Fall ist, durch Alkoholdämpfe oder Leuchtgas, deren außerordentlich gutes Leitvermögen für Wärme im gleichen Sinne wirkt wie bei der Poulsenlampe. Auf diese Weise lassen sich ganz enorm hohe Funkenzahlen erzielen. Man kann dieselben mit Hilfe einer rotierenden Heliumröhre, welche unter Einwirkung des Stromes aufleuchtet, auf photographischem Wege bestimmen. Die Funkenzahl ist für die einzelnen Diathermieapparate je nach dem Typus ihrer Funkenstrecke verschieden und beträgt z. B. bei dem Apparat von Siemens & Halske 6—8000, bei dem Apparat von Reiniger, Gebbert & Schall, der eine Alkoholdampfkühlung besitzt, ca. 20 000.

Die hohe sekundliche Impulszahl ist es also, welche diese neue Form der Hochfrequenzströme gegenüber den alten, langpausigen Kondensatorentladungen charakterisiert und welche den wesentlichen Unterschied zwischen d'Arsonval- und Diathermieströmen ausmacht. Jedes Fünkchen ist ein Impuls für einige stark gedämpfte Schwingungen. Hatten wir früher 100 Funken, so haben wir jetzt deren 10—20 000 in

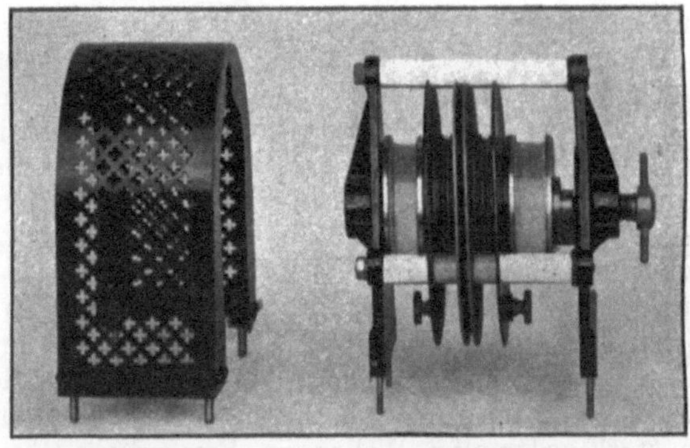

Fig. 13. Löschfunkenstrecke (System Telefunken) des Diathermieapparates von Siemens und Halske.

der Sekunde. Die Schwingungsgruppen, welche durch die Funken erregt werden, folgten einander früher in langen Zwischenräumen, jetzt reihen sie sich dicht gedrängt aneinander. Das Verhältnis zwischen schwingungserfüllter und schwingungsfreier Zeit ist wesentlich zugunsten der ersteren verschoben. Man kann annehmen, daß ungefähr ein Sechstel der Zeit, eher noch etwas mehr, vom Strom ausgefüllt ist.

Als Typus einer Funkenstrecke nach dem System der Wienschen Stoßerregung sei die Funkenstrecke des Diathermieapparates von Siemens & Halske hier beschrieben (Fig. 13). Dieselbe ist nach dem System „Telefunken" gebaut, ein System, das heute in der drahtlosen Telegraphie wohl an erster Stelle steht. Die Elektroden der Funkenstrecke bestehen aus zwei Kupferscheiben, die durch eine Randzwischenlage von Glimmerringen in einem konstanten Abstand von 0,2 mm gehalten werden. Die von diesen Ringen umgrenzte Mitte der Scheibe, die dem Funkenaustausch dient, ist versilbert. An die Elektroden wird beiderseits noch je eine größere Kupferscheibe angelegt, welche die Wärmeableitung und dadurch die Kühlung besorgt, wodurch das präzise Erlöschen der kleinen Funken begünstigt wird. Zwei starke Glasscheiben sorgen für eine gute Isolation der Elektroden gegen das Gehäuse. Um die für verschiedene Aufgaben notwendige Energie beliebig vermehren zu können, werden mehrere solcher Funkenstrecken hintereinandergeschaltet (Serienfunkenstrecke). Für die Zwecke der Diathermie genügen deren zwei.

Die Übertragung von Schwingungen.

Die Schwingungen, die durch einen Funken in einem Kondensatorkreis mit Selbstinduktion angeregt werden, können dort, wo es technisch notwendig oder zweckmäßig erscheint (Diathermie), auch auf einen zweiten Schwingungskreis übertragen werden. Diese Übertragung kann in zweifacher Weise erfolgen.

1. Durch Strahlung. Es ist bekannt, daß Wechselströme in einem in ihrer Nähe befindlichen geschlossenen Leiter sogenannte Induktionsströme hervorrufen (Faradischer Schlittenapparat, Ruhmkorff-Induktor). Die Übertragung der Energie findet hier ohne jede metallische Verbindung durch den hypothetischen Äther statt und heißt Induktion. Die gleiche Erscheinung, die uns für niederfrequente Wechselströme seit langem bekannt ist, beobachten wir auch bei Hochfrequenzströmen. Die in einem Leiter schwingenden Elektronen übertragen einen Teil ihrer kinetischen Energie auf den Äther, der sie einem zweiten schwingungsfähigen System übermittelt. Es kommt also zu einem Energietransport, den wir als elektromagnetische Strahlung bezeichnen.

Zwei Leiter, welche derart aufeinander einzuwirken imstande sind, nennen wir gekoppelt. Stehen sie miteinander in keiner leitenden Verbindung und findet die Energieübertragung von einem zum andern bloß durch elektromagnetische Strahlung statt, so sprechen wir von induktiver oder magnetischer Koppelung. Der erste Kreis, welcher induziert, heißt primärer oder Erregerkreis, der zweite, welcher induziert wird, sekundärer. In unserem speziellen Falle der Diathermie, wo sich in letzteren das zu behandelnde Objekt befindet, können wir ihn auch als Therapiekreis bezeichnen. Bei sehr schnellen Schwingungen (Hochfrequenz) wird der erstere auch häufig Oszillator, der letztere Resonanzkreis genannt. Die Koppelung ist umso enger, je mehr die Induktionslinien sich gegenseitig umschlingen. Das wird im allgemeinen um so mehr der Fall sein, je näher die Drahtkreise einander gebracht werden.

2. Durch metallische Verbindung. Ein Leiter kann aber durch einen anderen auch dadurch zum Schwingen gebracht werden, daß er mit demselben einen Teil des Leitungsweges gemeinsam hat. Hier reden wir von direkter oder galvanischer Koppelung. In der Technik der Diathermie benutzt man ausschließlich die erste Art der Übertragung, bei welcher beide Schwingungskreise voneinander vollständig getrennt sind.

Die Diathermieströme.

Fig. 11 hat uns ein Bild davon gegeben, in welcher Weise sich die Übertragung der Energie nach dem Prinzip der Stoßerregung vollzieht. In dem gleichen Maße, als die Amplituden der Primärwelle kleiner werden, steigen die der Sekundärwelle an. Nach wenigen Schwingungen bereits ist die gesamte Energie auf den Sekundärkreis übergewandert und schwingt hier in einem langen Wellenzuge aus, da der Dämpfungsfaktor dieses Kreises bei einem sehr geringen Ohmschen Widerstand außerordentlich klein ist. Der sich allmählich einstellende Energieverlust wird bei der Antenne der radiotelegraphischen Station hauptsächlich durch Strahlung bedingt, die gebildete Joulesche Wärme ist sehr gering.

Durchaus anders sind nun die Verhältnisse bei der Diathermie. Hier haben wir im Sekundärkreis den menschlichen Körper mit seinem im Vergleich zur Antenne enormen Widerstand. Ein Kreis mit so hohem Ohmschen Widerstand im Verhältnis zu seiner Selbstinduktion und Kapazität hat nicht die Fähigkeit zu Eigenschwingungen $\left(w^2 > \frac{4\,L}{C}\right)$ er wird daher auch durch einen Stoß nicht zu selbständigem Schwingen gebracht werden können, er wird vielmehr nach jedem Induktionsstoß, den er erhält, aperiodisch in seine Ruhelage zurückkehren, wobei sich die ihm übermittelte Energie völlig in Wärme umsetzt. Wir haben also eigentlich nicht das Recht, in der Diathermie von einer Stoßerregung zu sprechen, und wenn wir dies tun, so geschieht dies nur im Hinblick darauf, daß wir die gleiche Löschfunkenstrecke benutzen, welche in der drahtlosen Telegraphie zur Stoßerregung dient.

Die Schwingungen im menschlichen Körper verlaufen also hochgradig gedämpft, und die viel zitierten ungedämpften Schwingungen sind in Wirklichkeit gar nicht vorhanden. Sie können auch nicht vorhanden sein, denn woher sollte die Wärme kommen? Sie entstammt doch der schwingenden elektrischen Energie. Nach dem Energieprinzipe muß diese daher verschwinden, soll die Wärme an ihre Stelle treten.

Die Radiotelegraphie legt ihre Energie in Strahlung an, die Diathermie in Wärme. Fig. 14 zeigt schematisch den Verlauf der Schwingungen im menschlichen Körper (Sekundärsystem).

Das Wesentliche des technischen Fortschrittes, der uns über die d'Arsonvalisation hinausgebracht hat und uns die Diathermie ermöglicht, sind also nicht die ungedämpften Schwingungen, sondern ist vielmehr die hohe Zahl der Funken oder Impulse, welche uns die neue Löschfunkenstrecke zu erzielen gestattet. Durch sie sind wir in den Stand gesetzt, Hochfrequenzströme zu erzeugen, die weder sensible noch motorische Reize auslösen und deren Intensität daher nach Belieben gesteigert werden kann. Und das ist ja das Ziel, das wir anstreben. Wenn uns die Löschfunkenstrecke dies bietet, können wir ruhig auf die un-

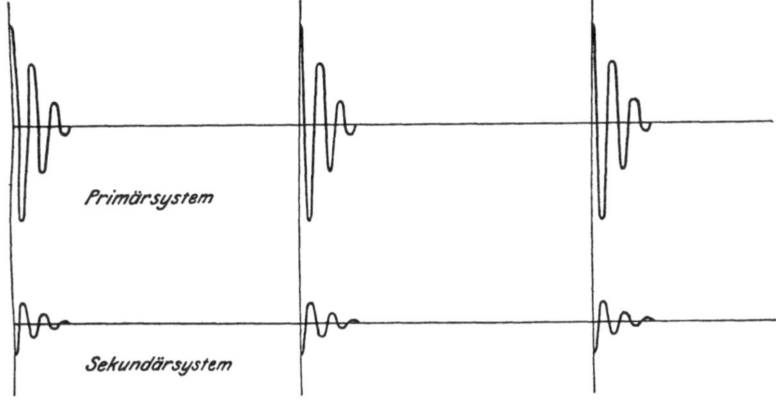

Fig. 14.

gedämpften Schwingungen verzichten, sie sind für uns jetzt kein Bedürfnis mehr (E. Lenz).

Es soll dies ausdrücklich betont werden gegenüber dem von den Vertretern des Poulsen-Systems erhobenen Einwand, daß einzig und allein der Lichtbogen das Instrument sei, das ungedämpfte Schwingungen zu erzeugen imstande ist, und daß daher die Funkenstrecke für die Zwecke der Diathermie unbrauchbar wäre. Das letztere haben wir soeben als falsch zurückgewiesen, es erübrigt also noch, auf die ungedämpften Schwingungen des Poulsengenerators einzugehen.

Theoretisch sind dieselben wohl ungedämpft, da sich kontinuierlich Gleichstrom in Wechselstrom umsetzt, sie sind es vielleicht auch im Experiment; in der Praxis verhält sich die Sache allerdings anders, wie wir bereits dem oben zitierten Urteil A. Slabys entnommen haben. Jeder Energieentzug, wie er für technische Zwecke ja notwendig ist, bringt in den Gang der Lampe bereits Unregelmäßigkeiten. Noch ungünstiger gestalten sich die Verhältnisse, wenn wir der Lampe eine größere Belastung zumuten, wie wir sie für die Diathermie nötig haben. Dabei wird ihre Stromkurve völlig unregelmäßig, kurze Perioden wechseln mit langen ab und werden unterbrochen von zeitweiligen Pausen, die durch das nicht so seltene Abreißen des Lichtbogens zustande kommen.

Ein solch irregulärer Strom kann wohl kaum mehr als ungedämpfter oder kontinuierlicher Schwingungsstrom bezeichnet werden. Physiologisch ist derselbe nicht frei von Reizerscheinungen, welche das Gefühl der Faradisation erzeugen, er wird ungleich unangenehmer empfunden als eine von regelmäßigen Intervallen unterbrochene Impulsfolge, wie sie eine gute Löschfunkenstrecke erzeugt.

Der im sekundären oder Applikationskreis auftretende Schwingungsstrom zeigt natürlich einen ganz analogen Verlauf, nur sind seine Amplituden in dem Maße abgeschwächt, als die elektrische Energie sich in Joulesche Wärme umsetzt.

Wir wollen hier noch die Unterschiede ausführen, die zwischen den zur d'Arsonvalisation und den zur Diathermie verwendeten Strömen bestehen und die zum Teil schon angedeutet wurden. Die unter dem Namen d'Arsonvalisation geübte elektrotherapeutische Methode bedient sich der langpausigen, stark gedämpften Hochfrequenzströme, wie sie mittels Entladung relativ großer Kondensatoren (Leidener Flaschen) durch seltene mächtige Funken erreicht werden, deren Zahl pro Sekunde kaum 100 erreicht. Sie zeigen schon bei Stromstärken von wenigen hundert Milliampere intensive Reizerscheinungen, so daß sich die Anwendung höherer Stromstärken, wie sie für die Entwicklung therapeutischer Wärmemengen notwendig sind, verbietet. Diese Schwingungsströme werden für die meisten Applikationen noch überdies nach dem Prinzipe der Resonanz, auf das hier nicht näher eingegangen werden kann, auf eine sehr hohe Spannung gebracht, so daß sie in der Regel als hochfrequente und gleichzeitig hochgespannte Ströme zur Verwendung kommen.

Die Diathermie dagegen bedient sich der Partialentladungen einer besonderen Funkenstrecke (Zisch- oder Löschfunkenstrecke), deren Funken- oder Impulszahl eine ungleich höhere ist und bis 20 000 pro Sekunde beträgt. Jeder dieser Funken löst im primären Schwingungskreis einen Zug von stark gedämpften Wellen aus, welche Wellenzüge mit Rücksicht auf die große sekundliche Funkenzahl in wesentlich kürzeren Abständen aufeinanderfolgen als bei den d'Arsonvalströmen. Diese Funken- oder Impulszahl darf nicht mit der Periodenzahl verwechselt werden. Letztere beträgt (siehe die Definition auf Seite 11) durchschnittlich 1—3 Millionen. Derartige Ströme werden von motorischen wie sensiblen Nerven so gut wie gar nicht mehr perzipiert. Ihre Dosierung kann daher beliebig hoch gesteigert werden und wird einzig und allein durch die bei höheren Stromstärken manifest werdende Wärmewirkung begrenzt. Charakteristisch für die Diathermieströme im Vergleich zu anderen therapeutischen Stromformen ist demnach die sehr hohe Stromstärke oder Intensität, in der sie verwendet werden können.

Wir können somit den Unterschied zwischen den zur Diathermie und den zur d'Arsonvalisation benutzten Hochfrequenzströmen dahin präzisieren:

d'Arsonvalisation.	Diathermie.
1. Seltene Funken oder Impulse (bis 100 pro Sekunde). Stark gedämpfte Schwingungen mit sehr langen Pausen.	1. Zahlreiche Impulse (bis zu 20 000 pro Sekunde). Stark gedämpfte Schwingungen, jedoch mit viel kürzeren Pausen.
2. Hohe Spannung, bei unipolarer Anwendung sehr hohe Spannung (bis zu mehreren 100 000 Volt).	2. Niedrige Spannung (bis zu einigen 100 Volt).
3. Geringe Stromstärke (etliche hundert Milliampere).	3. Hohe Stromstärke (bis zu 3 bis 4 Ampere).

2. Die Transformation von Elektrizität in Wärme.

Das Äquivalentverhältnis zwischen Elektrizität und Wärme.

Die Diathermie beruht auf der therapeutischen Verwertung jener Wärme, welche durch Umwandlung elektrischer Energie in kalorische Energie auf der Strombahn entsteht. Wir haben es also mit einer Energietransformation zu tun, wobei der Körper selbst, wenn man so sagen darf, den Transformator spielt.

Wenn ein elektrischer Strom keine anderweitige Leistung vollbringt wie z. B. mechanische Bewegung, chemische Umsetzung, so wird seine ganze Arbeit zur Bildung von Wärme aufgebraucht. Diese Wärme ist somit ein Äquivalent für die geleistete Arbeit und muß nach dem Grundgesetz der Energetik gleich der Stromarbeit sein. Die letztere erhalten wir aus dem Produkt von Stromstärke (i) mal Spannung (v) mal Zeit (t). Infolgedessen ist die Wärme

$$W = i \cdot v \cdot t.$$

Die Arbeit, welche von dem Strom in der Zeiteinheit (Sekunde) geleistet wird, der die Stärke von 1 Ampere bei einer Spannung von 1 Volt hat, ist 1 Watt. Die Wärmeeinheit ist die Grammkalorie, das ist diejenige Wärmemenge, welche notwendig ist, um 1 g reinen Wassers um 1^0 C zu erwärmen. Zwischen diesen Größen haben nun genaue Untersuchungen folgende Beziehungen ergeben:

$$\begin{aligned} &1 \text{ g-Kal. (pro Sekunde)} &= 4{,}19 \text{ Watt} \\ &1 \text{ Watt} &= 0{,}239 \text{ g-Kal.} \end{aligned}$$

Die Umwandlung im Lichte der Elektronentheorie.

Die Umwandlung von Elektrizität in Wärme stellen wir uns nach der heute herrschenden Elektronentheorie in folgender Weise vor.

In einem metallischen Leiter (Leiter erster Klasse) besteht der elektrische Strom darin, daß die Träger der Elektrizität, das sind die Elektronen, sich zwischen den festsitzenden Atomen des Leiters frei bewegen. Vermöge ihrer außerordentlichen Kleinheit gegenüber den Metallatomen — ein Elektron besitzt ca. den zweitausendsten Teil der Masse des kleinsten der bekannten Atome, des Wasserstoffatoms — ist ihnen dies ohne weiteres möglich. Sie folgen dabei dem Zug des elektrischen Feldes, welches auf sie einwirkt, und wandern, da sie alle negativ geladen sind, in der Richtung gegen den positiven Pol. Diese Wanderung ist aber keineswegs unbehindert, es kommt dabei zu wiederholten Zusammenstößen sowohl zwischen den Elektronen und den ruhenden Atomen als auch zwischen den Elektronen untereinander. Es findet ein Drängen, Stoßen und Reiben statt, wobei ein Teil der kinetischen Energie, welche die Elektronen dem elektrischen Felde verdanken, verloren geht und sich in Wärme umsetzt, die entsprechend dieser Vorstellung als Widerstands- oder Reibungswärme bezeichnet wird. Je größer die Stromstärke, d. h. die Zahl und die Geschwindigkeit der Elektronen ist, welche an der Bewegung teilnehmen, desto größer wird auch die gebildete Wärme sein.

Bei einem Wechselstrom ist die Richtung des Feldes eine fortwährend wechselnde. Die Elektronen bewegen sich daher nicht in dauernd gleicher Richtung, sondern ändern diese mit der Richtung des Feldes. Dadurch kommt es nicht zu einer stetig fortschreitenden, sondern zu einer pendelnden oder schwingenden Bewegung, welche um so rascher erfolgt, je rascher der Richtungswechsel, je höher die Frequenz des Stromes ist.

In ähnlicher Weise erklären wir uns den elektrischen Strom bei den Leitern zweiter Klasse, den Elektrolyten, das sind insbesondere Lösungen von Salzen, Säuren und Basen, wozu wir auch den menschlichen Körper zählen können, nur sind es hier nicht die freien Elektronen, welche sich unter der Einwirkung des elektrischen Feldes verschieben, sondern die sogenannten Ionen, das sind Atome oder Atomgruppen, welche durch Anlagerung eines Elektrons einen elektrisch negativen Charakter erhalten haben und daher unter der Einwirkung der elektrischen Kraft gegen die Anode wandern (Anionen), oder umgekehrt solche, welche durch Verlust von ein oder mehreren Elektronen eine Verminderung ihres normalen Elektronenbestandes aufweisen, daher elektrisch positiv geworden sind und zur Kathode wandern (Kationen). Daneben sind in den Elektrolyten noch unveränderte Atome, welche elektrisch vollkommen neutral sind und daher für die Leitung des Stromes nicht in Betracht kommen. Nur die Ionen sind es, welche der Einwirkung der elektrischen Kraft Folge leisten, sie sind es, welche im menschlichen Körper unter dem Einfluß der Hochfrequenzspannung in Schwingungen geraten. Die dabei entstehende Wärme führen wir analog ihrer Entstehung in metallischen Leitern auf die Zusammenstöße sowohl zwischen den Ionen untereinander als auch mit den neutralen Atomen zurück.

Das Joulesche Gesetz.

Es ist das Verdienst von James Prescott Joule, der seinem Beruf nach nicht Physiker, sondern Brauereibesitzer in England war, die Bedingungen, unter welchen sich die Umwandlung von Elektrizität in

Wärme vollzieht, zuerst experimentell festgelegt zu haben (1844). Joule schickte bekannte Stromintensitäten durch Drähte, welche sich in einem Wasserkalorimeter befanden, und bestimmte die Erwärmung dieses Wassers. Er kam dabei zur Aufstellung eines Gesetzes, das heute nach ihm als das Joulesche Gesetz bezeichnet wird, und das sich in folgende Punkte zusammenfassen läßt:

1. Die gebildete Wärmemenge ist direkt proportional dem Quadrate der Stromstärke (i), das heißt die doppelte Intensität erzeugt die vierfache, die dreifache Intensität die neunfache Wärmemenge.

2. Die gebildete Wärmemenge ist direkt proportional dem Widerstand des Leiters (w), so daß der doppelte Widerstand auch die doppelte Kalorienzahl liefert.

3. Die gebildete Wärmemenge ist direkt abhängig von der Dauer der Strömung (t).

$$W \text{ (Wärme in g-Kal.)} = k \cdot i^2 \cdot w \cdot t.$$

k ist in diesem Ausdruck eine Konstante, die gleich wird 0,24, wenn i in Ampere, w in Ohm und t in Sekunden ausgedrückt wird. Bezüglich des Widerstandes, der für die Erwärmung eines Leiters von wesentlicher Bedeutung ist, sei noch folgendes angeführt.

Es gibt bekanntlich gute und schlechte Leiter der Elektrizität. Das Leitvermögen eines Metalles oder einer Flüssigkeit ist in erster Linie abhängig von seiner materiellen Beschaffenheit. Auch bei gleicher Form und Größe bieten verschiedene Körper dem Strom einen verschiedenen Widerstand. Um diese von der Natur der Leiter abhängigen Widerstände miteinander vergleichen zu können, ist man übereingekommen, den Widerstand, welchen ein Leiter von 1 m Länge und 1 mm² Querschnitt bei mittlerer Temperatur (18° C) dem Strom bietet, in Ohm ausgedrückt, als den spezifischen Widerstand der Substanz (σ) zu bezeichnen. Seinen reziproken Wert $\left(\frac{1}{\sigma}\right)$ nennt man spezifisches Leitvermögen. Auch die verschiedenen Organgewebe des tierischen Körpers unterscheiden sich ganz erheblich in ihrem spezifischen Leitvermögen. Wir werden in dem Kapitel über die Physiologie der Diathermie noch eingehend darauf zu sprechen kommen.

Der Widerstand ist abgesehen von der Natur noch von der Form des Leiters abhängig, d. h. von dessen Länge und Querschnitt. Er wächst im geraden Verhältnis mit der Länge (l) und ist umgekehrt proportional dem Querschnitt (q). Wir können daher zusammenfassen

$$W = \sigma \frac{l}{q}.$$

Die Leitfähigkeit fester wie flüssiger Körper ist bei verschiedener Temperatur etwas verschieden und zwar verhalten sich hier die Metalle gerade umgekehrt wie die Elektrolyte. Während bei den Metallen die Leitfähigkeit bei höherer Temperatur abnimmt, wird sie bei Flüssigkeiten besser.

Es wäre noch zu erwähnen, daß bei gewissen Anwendungen der Diathermie der Widerstand des menschlichen Körpers für hochfrequente Ströme bedeutend geringer ist als für Wechselströme niederer Frequenz. Ohne daß auf eine nähere Erklärung dieser Erscheinung hier eingegangen werden kann, sei nur bemerkt, daß dies darauf zurückzuführen ist, daß ein großer Teil des Stromes durch die dünne, schlechtleitende Haut auf kapazitivem Wege übergeht. (Siehe in den Lehrbüchern der Elektrizität: Wechselstromwiderstand einer Kapazität.)

Wärmemenge und Erwärmung.

Das Joulesche Gesetz ermöglicht es, aus den drei Größen der Stromstärke, dem Widerstand und der Zeit die durch den Strom gebildete Wärmemenge in Kalorien zu berechnen. Das, was uns praktisch interessiert, ist aber nicht so sehr die Kalorienzahl, die ein Körper in sich aufgenommen hat, als vielmehr die Temperaturerhöhung, welche ihm dadurch zuteil geworden ist. Diese nennen wir Erwärmung und messen sie in Celsiusgraden (z). Wärmemenge und Erwärmung stehen wohl in einem direkten Abhängigkeitsverhältnis voneinander, sind aber nicht identisch.

Die Erwärmung, welche ein Körper durch eine bestimmte Wärmemenge erfährt, wird beeinflußt durch seine Masse (m) und seine spezifische Wärme (s).

Die Wärmemenge W, einem Körper von der Masse m zugeteilt, verleiht ihm eine Temperaturerhöhung von z Graden. Die gleiche Qantität Wärme auf einen Körper von der doppelten Masse 2 m verteilt, bewirkt jedoch nur einen halb so hohen Temperaturanstieg ($z/_2$ Grad). Wir sehen daraus, daß der Temperaturzuwachs bei gleicher Kalorienzahl der Masse des Körpers umgekehrt proportional ist. Die Masse eines Körpers drücken wir bekanntlich in Grammen aus.

Als zweiten temperaturbestimmenden Faktor müssen wir den Begriff der spezifischen Wärme einführen. Auch dann, wenn zwei Körper von gleicher Masse sind, werden sie durch die gleiche Wärmemenge nicht dieselbe Temperaturerhöhung erfahren, wenn ihre spezifische Wärme different ist. Unter spezifischer Wärme verstehen wir die Wärmemenge, welche notwendig ist, um die Masseneinheit eines Stoffes um 1^0 C zu erwärmen. Je größer die spezifische Wärme eines Körpers, desto mehr Wärme wird er also aufnehmen müssen, um eine bestimmte Temperatur zu erreichen.

Die spezifische Wärme des Wassers nehmen wir dabei als Einheit an, sie ist im Vergleich zur spezifischen Wärme anderer Körper relativ hoch. Es werden daher auch stark wasserhaltige Substanzen wie z. B. die Muskeln eine hohe spezifische Wärme haben und sich demnach bei gleicher Kalorienaufnahme weniger stark erwärmen als das wasserarme Fettgewebe oder der Knochen. Wenn wir die spezifische Wärme des letzteren der des Kalziumphosphates gleichsetzen, so beträgt sie nur $^1/_5$ von der des Wassers (B. Walter).

Für die Erwärmung eines Körpers können wir somit die Gleichung aufstellen z (in Celsiusgraden) $= \frac{W}{m\,s}$ oder, wenn wir für W den durch das Joulesche Gesetz bestimmten Ausdruck einsetzen, $z = k\,\frac{i^2\,w\,t}{m\,s}$. Daraus ist ersichtlich, daß die Erwärmung eines stromführenden Leiters von nicht weniger als 5 physikalischen Größen abhängig ist, die alle bekannt sein müssen, um seine Temperaturerhöhung in Celsiusgraden berechnen zu können.

Am einfachsten liegt der Fall noch dann, wenn der Leiter aus einer einzigen homogenen Masse besteht. Selbst dieser Fall ist bei der organischen Diathermie nur annäherungsweise erfüllbar und auch hier nur im Experiment, wenn wir z. B. ein Stück parallelgefaserter Muskulatur, das wir zwischen zwei Elektroden vom Strom durchfließen lassen, als homogen ansehen wollen. Bei der Diathermie am Lebenden aber liegen die Verhältnisse noch weitaus komplizierter. Hier werden die verschiedenartigsten Gewebe von abweichender spezifischer Wärme und differentem elektrischen Widerstand gleichzeitig durchströmt. Dazu kommt eine Reihe biologischer Faktoren, die erst später in Erwägung gezogen werden sollen.

An dieser Stelle wollen wir nur noch untersuchen, in welcher Weise sich die Erwärmung verhält, wenn zwei Körper verschiedenen Widerstandes das eine Mal neben-, das ander Mal hintereinander in der Strombahn liegen.

Serien und Parallelschaltung verschiedener Widerstände.

Haben wir zwei verschiedene Widerstände w_1 und w_2, die gleichzeitig von einem Strom durchflossen werden, so ist nicht nur die Größe dieser Widerstände, sondern auch ihre Anordnung im Stromkreis von entscheidendem Einfluß auf die Erwärmung.

Wenn wir aus dem Jouleschen Gesetz entnommen haben, daß in dem größeren Widerstand auch eine größere Wärmemenge entwickelt wird, so gilt das natürlich nur unter der Voraussetzung, daß beide Widerstände von der gleichen Stromstärke durchflossen werden. Andernfalls ist es möglich, daß sich auch der geringere Widerstand stärker erwärmt.

Wir können zwei Möglichkeiten unterscheiden: erstens die, daß ein Strom die beiden Leiter vom gegebenen Widerstand w_1 und w_2 hintereinander oder, wie man sagt, in Serie geschaltet passiert. Diese Anordnung stellt Fig. 15 dar, wobei E_1 und E_2 Elektroden bedeuten.

Die Stromstärke (i) ist auf allen Punkten des Stromweges die gleiche, d. h. mit anderen Worten, die Elektrizitätsmenge, welche durch irgend einen Querschnitt des Leiters in einer Sekunde hindurchtritt, ist überall die gleiche. Wäre dem nicht so, so müßte es ja zwischen zwei Querschnitten zu einer Anhäufung von Elektrizität, zu einer statischen Aufladung kommen, was nicht der Fall ist. Wollen wir die in beiden Widerständen entwickelten Wärmemengen nach dem Jouleschen Gesetz berechnen, so haben wir also für die Stromstärke i, desgleichen auch für die Zeit t dieselben Werte einzusetzen, verschieden sind nur die Widerstände w_1 und w_2. Es ist somit ohne weiteres klar, daß sich die gebildeten Wärmemengen proportional den Widerständen verhalten werden, daß somit bei sonst gleichen Bedingungen der Leiter größeren Widerstandes sich stärker erwärmt.

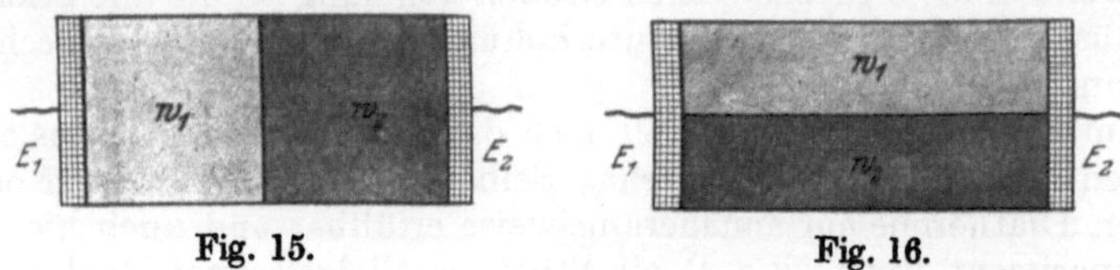

Fig. 15. Fig. 16.

Dieser Fall scheint in der therapeutischen Praxis dann gegeben, wenn wir eine Extremität quer durchstrahlen, indem wir die Elektroden z. B. am Oberarm einander gegenüber an der Außen- und Innenseite anlegen. Wir haben dann Gewebe von unterschiedlichem Leitvermögen, die Haut, die Muskeln, die Knochen, hintereinander in die Strombahn eingeschaltet und die Erwärmung wird sich ganz entsprechend der Größe ihrer Widerstände verhalten. Es wird die Haut als schlechtester Elektrizitätsleiter sich am meisten erhitzen, etwas weniger das Fett und Bindegewebe und am wenigsten das saftreiche Gewebe der Muskeln. (Wenn sich die Sache in Wirklichkeit nicht ganz so verhält, so können wir hier einstweilen davon absehen.)

Ganz anders ist das Ergebnis, wenn wir zwei verschiedenartige Widerstände nicht hintereinander, sondern nebeneinander oder parallel schalten (Fig. 16). Auch hier seien E_1 und E_2 die Elektroden, w_1 und w_2 die leitungsdifferenten Gewebe. Dem elektrischen Strom stehen jetzt zwei verschiedene Wege offen und er wird sich auf diese dem Ohmschen Gesetz entsprechend verteilen. Der bessere Leiter wird die größere Strommenge führen und zwar verhalten sich die Stromintensitäten in beiden Leitern gerade umgekehrt wie ihre Widerstände.

Wir haben also in beiden Geweben nicht allein verschiedene Widerstände, so wie im ersten Fall, wir haben außerdem noch verschiedene Stromstärken. Um die dadurch für die Rechnung sich ergebende Schwierigkeit zu umgehen, können wir mit Hilfe des Ohmschen Gesetzes die eine dieser Größen, d. i. die Stromstärke, aus der Gleichung eliminieren und an ihre Stelle die an den Elektroden herrschende Spannung e einführen. Diese ist ja für beide Leitungswege ganz die gleiche.

$$i = \frac{e}{w} \text{ (Ohmsches Gesetz)}$$

$$W = k \cdot i^2 w t = k \frac{e^2}{w^2} w t = k \frac{e^2 t}{w}.$$

Wir ersehen daraus, daß bei gleicher Spannung und Zeit die gebildete Wärme sich umgekehrt zur Größe des Widerstandes verhält. Es tritt somit jetzt gerade das Gegenteil von dem ein, was wir im ersten Fall beobachten: der Leiter von geringerem Widerstand erwärmt sich bei sonst gleichen Bedingungen stärker.

Dieser Fall trifft für die Diathermie dann zu, wenn man eine Extremität der Länge nach durchwärmt, indem man z. B. eine Elektrode an der Hohlhand, eine zweite am Oberarm oder der Schulter ansetzt. Es werden dann organische Gewebe verschiedenen Leitvermögens, die Muskeln, die Blutgefäße, die Knochen von einem Strom parallel durchflossen. Der beste Leiter, hier die Blutgefäße, würde sich am meisten erwärmen.

Diathermiewärme ist Joulesche Wärme.

Es unterliegt wohl heute keinem Zweifel, daß die durch Hochfrequenzströme im Körper erzeugte Wärme nichts anderes ist als Joulesche Wärme, bedingt durch den Widerstand, welchen der Strom im Gewebe findet. Diese Anschauung wurde bereits von Zeynek in seiner ersten Arbeit (siehe Seite 3) präzise ausgesprochen. Trotzdem wurde sie später sowohl von medizinischen wie physikalischen Autoren angezweifelt.

Die Wärmequantitäten, welche man durch Diathermie im lebenden Organismus zu produzieren imstande ist, sind so bedeutend und die dadurch zustandegekommene Temperaturerhöhung ist so in die Augen springend, daß es ja einigermaßen erstaunlich erschien, wie man diese Erscheinung ausschließlich als das Resultat der Stromwärme erklären sollte, zumal man nirgends in der Elektromedizin auf analoge Beobachtungen hinweisen konnte. Es wurde daher, um das auffällige Phänomen plausibler zu machen, von den einen ein besonderer, unbekannter physiologischer Faktor zur Erklärung herangezogen, von den andern den Hochfrequenzströmen in erhöhtem Maße die Fähigkeit der Wärmebildung zugeschrieben. Beides ist unrichtig, wie sich durch einen Versuch, der leicht zu wiederholen ist, nachweisen läßt.

Leitet man durch einen abgemessenen Widerstand von der Größe w, bestehend aus physiologischer Kochsalzlösung, einen niederfrequenten Wechselstrom, etwa gewöhnlichen Straßenstrom von 50 Perioden in bestimmter Stärke, z. B. von 1 Ampere, so wird man nach einer Zeit t eine Temperaturerhöhung der Flüssigkeit um z Celsiusgrade beobachten. Man bedient sich zu diesem Versuche am besten ähnlicher Gefäße und Elektroden, wie sie nach Kohlrausch zur Bestimmung elektrolytischer Widerstände benutzt werden. Wenn man nun in einem zweiten Versuch unter ganz den gleichen Bedingungen an Stelle des niederfrequenten Straßenstromes den hochfrequenten Strom des Diathermieapparates verwendet, so wird man mit diesem in derselben Zeit ganz genau die gleiche Temperaturerhöhung erzielen.

Es ist somit die Frequenz des Wechselstromes vollkommen irrelevant, die gebildete Joulesche Wärme ist gleich, ob man einen solchen von 50 oder 1 000 000 Perioden verwendet. Auch schließt natürlich dieser Versuch jeden physiologischen Faktor aus.

Von physikalischen Autoren wurde die Möglichkeit in Erwägung gezogen, ob es sich bei der beobachteten Erwärmung durch Hochfrequenzströme nicht um eine sogenannte dielektrische Wirkung handeln könnte. Ohne mich auf diesen Begriff näher einlassen zu wollen, möchte ich nur hervorheben, daß von Nesper der Beweis erbracht wurde, daß die in organischen Geweben auftretende Erwärmung nicht als dielektrische, sondern als Ohmsche Widerstandswärme angesprochen werden muß.

Schließlich sei noch erwähnt, daß ebenso wie das Joulesche Gesetz das mit ihm durch das Energieprinzip verknüpfte Ohmsche Gesetz für Hochfrequenzströme in vollem Umfang gilt. Wäre dies nicht der Fall, dann wäre die Grundlage aller unserer bisherigen Ausführungen falsch. Wir haben bis jetzt stillschweigend die Richtigkeit dieser Voraussetzung angenommen. Die Giltigkeit des Gesetzes, das von G. S. Ohm (1826) zunächst für Gleichstrom gefunden worden ist, wurde später für jede neue Stromform, die in die Technik Eingang fand, immer wieder angezweifelt und mußte für jede von diesen immer wieder von neuem bewiesen werden. Daß auch Millionenschwingungen sich dem Gesetz von Ohm unterordnen, wurde von Nernst bereits im Jahre 1895 experimentell nachgewiesen.

Zweites Kapitel.

Das Instrumentarium der Diathermie.

1. Allgemeines über die Konstruktion von Diathermieapparaten.

Der Diathermieapparat dient uns dazu, eine der gebräuchlichen Stromarten, wie wir sie für technische und industrielle Zwecke auch sonst verwenden, also Gleichstrom oder niederfrequenten Wechselstrom in hochfrequenten Wechselstrom umzuformen. Das Diathermieinstrumentarium ist also ein Umformer im weitesten Sinne. Als Energiequelle kommt fast ausschließlich der Straßenstrom in Betracht, wie er von einer elektrischen Zentrale geliefert wird.

Wir haben zwei Hilfsmittel kennen gelernt, welche uns die Erzeugung von Hochfrequenzströmen, wie sie zur Diathermie geeignet sind, gestatten; das eine ist die Lösch- oder Zischfunkenstrecke, das zweite der Lichtbogen nach Poulsen. Wir können demnach auch die Diathermieapparate je nach der Art des von ihnen verwendeten Hochfrequenzerzeugers oder Generators in zwei Gruppen einteilen, in die Funkenstreckenapparate und in die Lichtbogenapparate. Beide sind allerdings von ganz ungleicher praktischer Bedeutung. Die Apparate mit Lösch- oder Zischfunkenstrecke können nur mit Wechselstrom betrieben werden, diejenigen mit dem Poulsenschen Lichtbogen nur mit Gleichstrom. Von diesem Gesichtswinkel aus kann man also auch Wechselstrom- und Gleichstrominstrumentarien unterscheiden.

Nicht immer wird die zum Betrieb eines bestimmten Apparates notwendige Stromesart am Verwendungsort zur Verfügung stehen; man wird häufig z. B. auch dort einen Wechselstromapparat in Verwendung ziehen wollen, wo nur ein Gleichstromanschluß disponibel ist. In einem solchen Fall ist man genötigt, den vorhandenen Gleichstrom in Wechselstrom umzuformen, ein Problem, das technisch durch einen sogenannten Gleichstrom-Wechselstromumformer gelöst wird. Einen solchen kleineren Typs, wie er für die Zwecke der Diathermie ausreicht, stellt Fig. 17 dar.

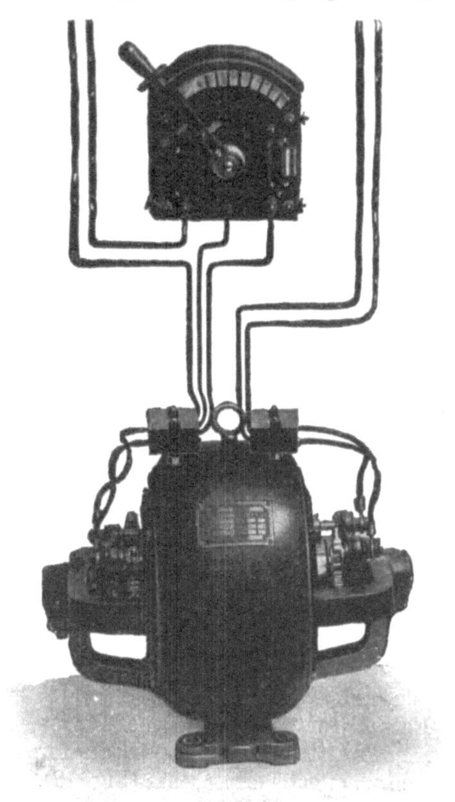

Fig. 17. Gleichstrom-Wechselstromumformer. (Reiniger, Gebbert & Schall.)

Es ist verständlich, daß durch einen solchen Umformer das Instrumentarium nicht unwesentlich verteuert wird. Gleichzeitig wird der Betrieb etwas unökonomischer, weil ja bei jeder Umformung Energie verloren geht. Keineswegs erfreulich ist auch das Geräusch, das eine solche Maschine macht; sie ist daher womöglich außerhalb des Behandlungsraumes aufzustellen.

Jeder Diathermieapparat besteht im wesentlichen aus folgenden Teilen:

1. dem Schwingungserreger oder Generator (Funkenstrecke, Lichtbogen) mit dem ihm angeschlossenen Schwingungskreis, bestehend aus Kondensator und Selbstinduktion. Da von der Größe der Kondensatorkapazität wie von der Größe der Selbstinduktion die Dauer der Schwingung (T), bzw. die Frequenz $\left(\frac{1}{T}\right)$ abhängig ist ($T = 2\pi\sqrt{LC}$), so müssen diese Konstanten so bemessen sein, daß die Frequenz eine Höhe von einer Million Schwingungen pro Sekunde erreicht, um jenseits der Erreg-

barkeitsgrenze für motorische und sensible Nerven zu liegen. Diesen Kreis, in welchem die Hochfrequenzschwingungen entstehen, wollen wir als primären Hochfrequenzkreis bezeichnen.

2. Von ihm erfolgt die Übertragung der Schwingungen auf einen zweiten Kreis, den sekundären Hochfrequenzkreis, in welchem mittels entsprechender Elektroden der Patient eingeschaltet ist und der daher auch Therapie- oder Applikationskreis heißt. Die Übertragung der elektrischen Schwingungen von dem einen auf den andern Kreis geschieht durch Induktion (induktive Koppelung), also durch den Äther, in der Weise, daß zwei in Spiralen- oder in Spulenform gewickelte Drähte, von welchen der eine dem primären, der andere dem sekundären Kreis angehört, einander mehr oder weniger genähert werden. Eine metallische Verbindung beider Kreise (galvanische Koppelung) wird vermieden, um den Patienten nicht mit den keineswegs ungefährlichen Spannungen des Primärkreises in leitende Verbindung zu bringen.

3. Bei den Funkenstreckenapparaten (nicht bei den Lichtbogenapparaten) ist überdies noch ein weiterer Stromkreis vorhanden, der, wenn wir nicht der Bedeutung nach, sondern der Reihe nach zählen, eigentlich an erster Stelle steht. Um den Kondensator im primären Hochfrequenzkreis auf ein solches Potential zu laden, daß er den Luftwiderstand der Funkenstrecke überwindet, reichen die Spannungen des Straßenstromes, die für gewöhnlich kaum 250 Volt überschreiten, nicht aus. Es ist daher notwendig, die Spannung mit Hilfe eines Transformators auf zirka 1000—2000 Volt zu erhöhen. Ein solcher Wechselstromtransformator besteht aus zwei Drahtkreisen; in dem einen, aus dicken und wenigen Windungen bestehenden zirkuliert der primäre, niedergespannte, in dem zweiten, aus zahlreichen und dünnen Windungen bestehenden der sekundäre, hochgespannte Strom. Dieser letztere ist es, welcher zur Aufladung des Kondensators dient.

Betrachten wir demnach den Aufbau eines Diathermieapparates mit Löschfunkenstrecke, wie ihn z. B. die Firma Siemens und Halske herstellt, so haben wir folgendes **Schema** (Fig. 18). Der von der Zentrale, eventuell der von einem Gleichstrom-Wechselstromumformer gelieferte Wechselstrom tritt bei Schließung eines Schalters in die primäre Wicklung des Transformators, der hier fließende Strom ist also niedergespannter und niederfrequenter Wechselstrom. Er kann durch einen Regulierwiderstand in seiner Stärke abgestuft werden. In der Sekundärspule des Transformators erscheint derselbe in einen hochgespannten, sonst aber gleichartigen Strom umgewandelt. Dieser ladet den Kondensator, der sich wieder bei Erreichung eines bestimmten Potentials durch die Selbstinduktion der Drahtspirale L_1 und durch die Funkenstrecke entladet. Dadurch kommt es in diesem Kondensator-Selbstinduktionskreis zu hochfrequenten Schwingungen (primärer Hochfrequenzkreis).

Eine zweite, ähnlich gebaute Drahtspirale (L_2), die beweglich ist und der ersteren auf größere oder geringere Entfernung genähert werden kann, übernimmt diese Schwingungen auf den Therapie- oder Applikationskreis (sekundärer Hochfrequenzkreis). Diese Spirale besitzt zwei Abzweigungen (bei manchen Apparaten deren noch viel mehr), welche zu den Abnehmeklemmen 0—1—2 führen. Werden die Elektroden an die Klemmen 0 und 2 angeschlossen, zwischen welchen alle Windungen des Solenoids liegen, so ist die zwischen ihnen herrschende Spannung eine größere, als wenn sie mit den Klemmen 0 und 1 ver-

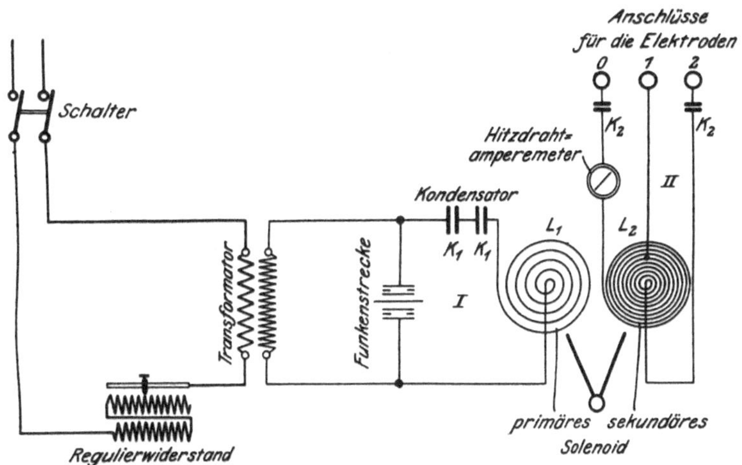

Fig. 18. Schema des Diathermieapparates von Siemens & Halske.

bunden werden, die nur einen Teil der Windungen zwischen sich fassen Erstere Verbindung wird man wählen, wenn es gilt, größere Körperwiderstände, wie z. B. bei der Diathermie von Hand zu Hand, zu überwinden, die letztere bei kleineren Widerständen, wie bei der Querdurchstrahlung einer Extremität oder eines Gelenkes. Auch der sekundäre Hochfrequenzkreis enthält neben einer Selbstinduktion (L_2) einen Kondensator (K_2). Ein in ihm liegendes Hochfrequenzamperemeter ermöglicht die stetige Kontrolle der zur Anwendung kommenden Stromstärke.

Während zum Betrieb der Löschfunkenstrecke Spannungen von 1—2000 Volt nötig sind, reichen für die Funktion der Poulsen-Lampe bereits die gewöhnlichen Straßenstromspannungen von 110—220 Volt aus. Bei den Lichtbogenapparaten entfällt also der Transformator und der Lichtbogen samt dem ihm parallelgeschalteten Schwingungskreis wird direkt an die Straßenleitung angelegt. Wir haben demnach hier nicht drei, sondern nur zwei Kreise, einen primären und einen sekundären Hochfrequenzkreis.

Dosierung der Hochfrequenzenergie. Es ist außerordentlich wichtig, die therapeutisch verwendete Stromstärke so fein als möglich abstufen zu können. Zu diesem Zwecke besitzen alle Apparate Einrichtungen, die meist in doppelter Weise eine Regulierung gestatten. Die eine beruht darauf, daß durch einen Regulierwiderstand, der nach Belieben vergrößert oder verkleinert werden kann, die von dem Apparat aufgenommene Energie verändert wird. Je mehr Widerstand ausgeschaltet wird, desto größer ist die im primären Kreis fließende Stromstärke. In gleichem Sinne ändert sich dann auch die Energie, welche von dem Apparat sekundär abgegeben werden kann.

Eine zweite Dosierungsmöglichkeit besteht bei den meisten Apparaten darin, daß die beiden Drahtspulen oder Solenoide, welche die Übertragung der Schwingungen von dem ersten auf den zweiten Hochfrequenzkreis besorgen, enger oder loser gekoppelt werden, derart, daß sie einander mehr oder weniger nahegebracht werden. Je größer ihre Annäherung, desto höher wird (spezielle Ausnahmen abgerechnet) die durch einen bestimmten Körperwiderstand gehende Stromintensität.

Bei gewissen Apparaten (Reiniger, Gebbert und Schall) ist der gegenseitige Abstand der beiden Hochfrequenzspulen nicht veränderlich, an Stelle dessen besitzt die sekundäre Spule eine größere Anzahl von Abzweigungen, wie deren zwei an dem Apparate von Siemens und Halske (siehe Schema) vorhanden sind, die zu Kontaktknöpfen führen, über die eine Kurbel schleift. Durch Ein- und Ausschalten von Windungsgruppen kann die Spannung und damit die Stromstärke, die therapeutisch verwendet wird, variiert werden.

Messung der Hochfrequenzintensität. Die Messung der Stärke des Stromes, welche durch den Körper geht, ist einer der wenigen objektiven Anhaltspunkte, aus denen der Arzt sich ein U den Geweben zustande kommende Erwärmung bilden kann, und ist daher eine unumgängliche Forderung. Da wir es bei der Diathermie mit hochfrequenten Wechselströmen zu tun haben, so ist zur Messung der Stromstärke nicht jedes gewöhnliche Amperemeter brauchbar. Wir benutzen für unseren speziellen Zweck ein sogenanntes Hitzdrahtamperemeter (Fig. 19), dessen Konstruktion auf folgendem Prinzip beruht. Der Hochfrequenzstrom durchfließt einen dünnen Draht, der sich infolge der in ihm entstehenden Jouleschen Wärme ausdehnt und dadurch verlängert. Die Verlängerung des Drahtes wird durch eine geeignete Übersetzung auf einen Zeiger übertragen, der über einer Skala spielt. Diese ist mittels Gleichstroms empirisch nach Ampere geeicht.

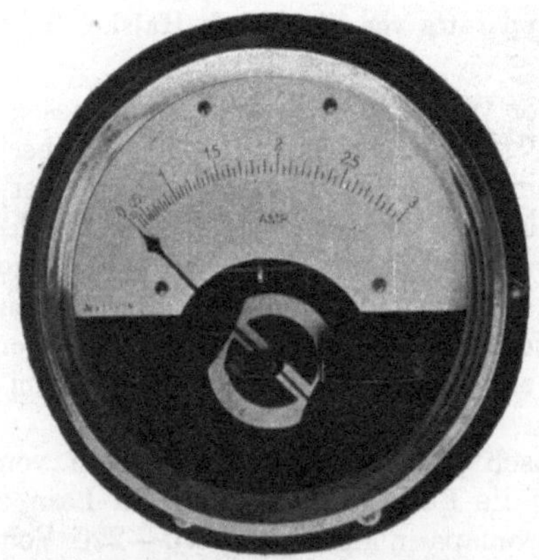

Fig. 19. Hitzdrahtamperemeter.

Will man, daß die Angaben des Instrumentes exakt seien, so ist vor Beginn jeder therapeutischen Applikation darauf zu achten, daß der Zeiger auf dem Nullpunkt der Skala eingestellt ist. Ist dies nicht der Fall, so läßt sich dies mit Hilfe einer kleinen Stellvorrichtung leicht erreichen.

2. Spezielle Instrumentarien.

Der Apparat von Siemens & Halske.

Derselbe besteht aus einem fahrbaren Tischstativ, das einen schwarzpolierten Holzkasten trägt, in welchem der Transformator sowie die beiden Hochfrequenz-Schwingungskreise eingeschlossen sind (Fig. 20). Auf der den Kasten deckenden Marmorplatte befindet sich zunächst

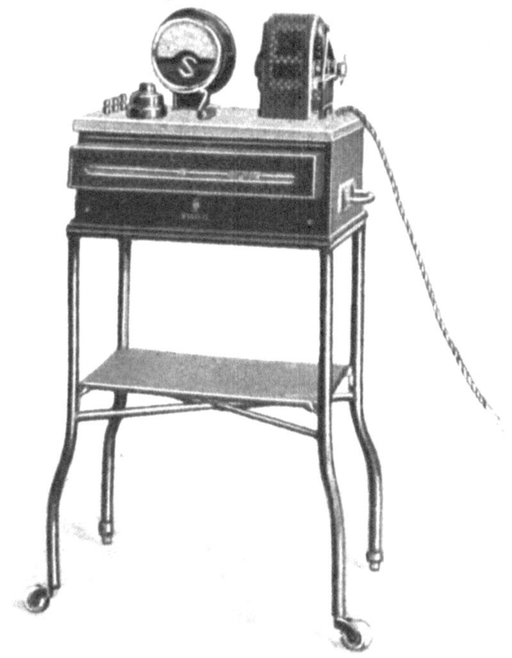

Fig. 20. Diathermieapparat von Siemens & Halske.

ein Schalter, welcher den primären Stromkreis schließt und dadurch den zum Betrieb notwendigen (niederfrequenten und niedergespannten) Wechselstrom dem Transformator zuführt. Ist am Verwendungsort nur Gleichstrom vorhanden, so wird ein Gleichstrom-Wechselstromumformer notwendig. Mit der Einschaltung des Transformators funktioniert auch schon die Funkenstrecke, welche sich neben dem Schalter befindet und von einem durchbrochenen Schutzgehäuse überdeckt ist, das eine Berührung derselben während des Betriebes verhindern soll. Beim Abheben dieses Schutzgehäuses wird der primäre Stromkreis automatisch unterbrochen, wodurch auf jeden Fall ein Berühren der unter Spannung stehenden Funkenstrecke ausgeschlossen wird.

Die Löschfunkenstrecke, welche die Firma Siemens und Halske für ihren Diathermieapparat benutzt, wurde bereits auf Seite 22 beschrieben und abgebildet; sie ist nach dem System „Telefunken“ gebaut in einer Type, wie sie auch für kleinere radiotelegraphische Stationen üblich ist. Diese Funkenstrecke zeichnet sich vor den Funkenstrecken aller anderen Diathermieapparate durch ihre unvergleichliche Einfachheit aus, insofern sie jede Bedienung überflüssig macht und gleichzeitig die größtmögliche Sicherheit des Betriebes gewährleistet. Ein Drehen des Schalters genügt, dieselbe in Funktion zu setzen, jedes Einstellen, Regulieren, Nachfüllen von Alkohol, wie dies bei anderen Apparaten nötig ist, kommt hier vollkommen in Wegfall, wodurch für den Arzt die Handhabung des Apparates ganz außerordentlich vereinfacht wird. Selbst bei täglichem Gebrauch wird es nur im Verlaufe von Wochen einmal nötig, die Funkenstrecke zu reinigen, eventuell einen durchgeschlagenen Glimmerring durch einen neuen zu ersetzen, was in wenigen Minuten geschehen ist.

Die Regulierung des dem Apparate entnommenen Schwingungsstromes erfolgt in zweifacher Weise.

Erstens durch Veränderung der dem Transformator zugeführten Primärenergie mit Hilfe eines Schieberwiderstandes, der vorn am Apparat sichtbar ist. Durch Aus- und Einschalten von Widerstand kann die den Transformator durchfließende und gleichsinnig damit die von dem Apparat abgegebene Stromstärke erhöht oder vermindert werden. Zweitens durch losere oder engere Koppelung der beiden Hochfrequenzkreise. Diese wird erreicht durch einen Koppelungshebel, der auf der Tischplatte angebracht ist und die beiden flachen Solenoidspiralen mehr oder weniger zur Deckung bringt.

Dadurch, daß überdies das sekundäre Solenoid zwei verschiedene Abzweigungen besitzt, von denen die eine eine kleinere, die andere eine größere Anzahl von Windungen in den Sekundärkreis schließt, kann gleichfalls die Spannung und damit die Stromstärke variiert werden.

Ein gleichfalls in der Figur ersichtliches Hochfrequenzamperemeter gestattet die Ablesung der therapeutisch verwendeten Stromstärke.

Die von dem Generator (Funkenstrecke) erreichte Funken- oder Impulszahl beträgt 6—8000 pro Sekunde, welche Zahl genügt, jedes faradische Gefühl auszuschließen. Die Schwingungszahl oder Frequenz beträgt (nach Angabe der Firma) ca. 1 Million.

Der primäre Stromverbrauch des Apparates ist ca. 1 Kilowatt, d. i. bei einer Spannung von 220 Volt eine Stromstärke von 4 Ampere, bei einer Spannung von 110 Volt eine solche von 8 Ampere.

Die Stromstärke, welche sich dem Apparat, und zwar auch für längere Zeit, entziehen läßt, beträgt bei voller Koppelung und bei einem Widerstand von 50 Ohm ca. 2 Ampere, bei einem Widerstand von 700 Ohm ca. 0,8 Ampere. Die Kurzschlußstromstärke beträgt bei voller Koppelung und maximalem primären Energieaufwand ca. 5 Ampere. Natürlich verträgt der Apparat eine solche Stromstärke nur auf sehr kurze Zeit, da sonst die Kondensatoren gefährdet sind.

Der Apparat von Reiniger Gebbert & Schall.

Der Apparat von Reiniger, Gebbert und Schall (Thermoflux) besteht aus einem fahrbaren, an den Seiten mit weißemaillierten Schutz-

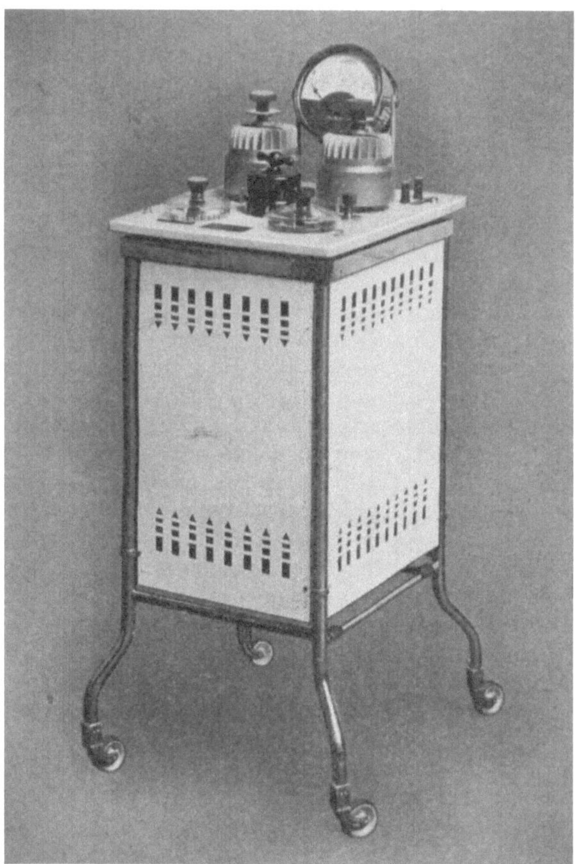

Fig. 21. Diathermieapparat von Reiniger, Gebbert & Schall.

platten verkleideten Tischchen, das auf einer Marmorplatte zwei Hochfrequenzgeneratoren, ein Hitzdrahtamperemeter und die nötigen Regulierapparate trägt (Fig. 21).

Die Funkenstrecke, deren der Apparat zwei hat, besteht aus zwei Kupferpolen, welche in einem Abstand von durchschnittlich 0,3 mm einander gegenüberstehen. Die Entfernung ist durch Verschiebung des einen Poles mittels einer Regulierschraube einstellbar. Die Funkenstrecke besitzt eine besondere Art von Kühlung, die in ähnlicher Weise wie bei der Poulsenlampe durch Weingeistdämpfe bewerkstelligt wird. Wir haben gesehen, daß die hohen Schwingungszahlen des Poulsenschen Lichtbogens gegenüber der ursprünglichen Duddellschen Anordnung nur dem guten Wärmeleitungsvermögen des Wasserstoffgases zu danken sind, in welchem die Lampe brennt. Das gleiche Prinzip erscheint auch hier in Verbindung mit den Vorteilen der Löschfunkenstrecke verwertet. Eine Weingeistflamme erzeugt eine Atmosphäre von Kohlenwasserstoffverbrennungsgasen, welche die Kupferpole der Funkenstrecke umhüllen. Dadurch, daß die Funken nicht in gewöhnlicher Luft, sondern in einem solchen Gasgemenge übergehen, das die Wärme außerordentlich gut leitet, gelingt es, ihre Zahl ganz enorm zu steigern und eine Impulsfolge von 20—25000 pro Sekunde zu erreichen.

Der Diathermieapparat von Reiniger, Gebbert und Schall zeichnet sich vor anderen Apparaten des Handels durch seine universelle Verwendbarkeit aus, indem er nicht nur für gewöhnliche Elektrodendiathermie, sondern auch ohne jeden weiteren Zusatz (Kondensator usw.), wie ihn andere Apparate brauchen, zur Allgemeindiathermie am Kondensatorbett oder im Solenoid geeignet ist. Er stellt überdies den brauchbarsten Apparat für die sogenannte Lichtbogenoperation dar. Für diese verschiedenen Verwendungsarten besitzt der Apparat eine Verteilerkurbel, durch deren Einstellung auf „Thermopenetration", „Kaustik" usw. man im Moment die für diesen Zweck passende Stromart erhält.

Die Regulierung des Hochfrequenzstromes findet in einer von den anderen Apparaten etwas abweichenden Form statt. Während bei den meisten derselben zur Dosierung der therapeutischen Stromstärke eine primäre und eine sekundäre Hochfrequenzspule über- oder ineinander verschoben werden, ist bei dem Apparat von Reiniger, Gebbert und Schall die Sekundärspule des Teslatransformators auf die Primärspule unter Zwischenfügung einer starken Isolation fix aufgebracht. Dadurch ist die günstigste Art der Koppelung ein für allemal festgestellt. Die Sekundärspule besitzt 22 Abzweigungen, welche mit ebensoviel Kurbelknöpfen einer Drehkurbel verbunden sind. Mit dieser Kurbel wird die Spannung und damit die Intensität des verwendeten Stromes unabhängig von der jeweiligen Verwendung geregelt.

Die quantitative Leistung des Apparates genügt wohl auch den weitgehendsten Ansprüchen. Bei der Stellung auf „Thermopenetration — mittel" steht im Maximum ein Strom von 5 Ampere zur Verfügung, während bei „Thermopenetration — stark" ein Strom von ca. 20 Ampere bei Einschaltung eines geringen Widerstandes abgenommen werden kann. Man könnte einwenden, daß eine so hohe Stromstärke zwecklos wäre, da sie einerseits in der Medizin nie zur Verwendung kommt und andererseits der Apparat selbst einen solchen Strom für die Dauer nicht vertragen würde. Diesen Einwand halte ich aus dem Grunde für unberechtigt, weil es mir notwendig erscheint, daß die im Apparate überhaupt verfügbare Energie im Verhältnis zu der ihm entnommenen eine möglichst große sei. Ist dies nämlich nicht der Fall und wird der

Apparat bis an die Grenze seiner Leistungsfähigkeit beansprucht, so treten infolge der Rückwirkung des Sekundärkreises auf den Primärkreis faradische Reizwirkungen auf, auf deren physiologische Erklärung hier nicht näher eingegangen werden kann.

Die Periodenzahl des von dem Apparate gelieferten Schwingungsstromes beträgt pro Sekunde (nach einer Messung von Prof. Simek) 3 450 000. Der Strom ist frei von jeder faradoiden Reizung.

Diathermieapparate nach dem Prinzip der von Max Wien angegebenen Stoßerregung werden ferner gebaut von den Veifawerken, von der Gesellschaft Sanitas in Berlin, von Koch und Sterzel in Dresden, sowie von A. Gaiffe in Paris, bezüglich deren näherer Beschreibung ich auf die Kataloge der betreffenden Firmen verweise.

Das Zusatzinstrumentarium. Um den Diathermieapparat auch für die Zwecke der unipolaren d'Arsonvalisation und zum Betriebe von Röntgenröhren geeignet zu machen, haben die Firmen Siemens und Halske sowie Reiniger, Gebbert und Schall zu ihren Apparaten ein Zusatzinstrumentarium gebaut (Fig. 22), das im wesentlichen nichts anderes ist als ein Indukto-Resonator nach Oudin, also ein Teslatransformator, der die Aufgabe hat, die von dem Primärkreis des Diathermieapparates gelieferten Hochfrequenzströme in ihrer Spannung so hoch zu transformieren, daß sie auch zur unipolaren Funken- und Effluvienbehandlung brauchbar werden.

Dieser Zusatzapparat wird mittels zweier Stecker einfach an den Diathermieapparat angeschlossen und erweitert so dessen Verwendbarkeit auch für die erwähnten Methoden der d'Arsonvalisation. Aber auch Röntgenröhren lassen sich mittels solcher hochfrequenter und hochgespannter Ströme betreiben, wie schon Pflücker 1897 gezeigt hat. Schließt man eine Röntgenröhre nur mit ihrer Kathode, also einpolig an das eine Ende der Strahlspule an, so leuchtet sie in vollkommen ruhigem Licht mit schöner Halbteilung. Bemerkenswert ist, daß die Röhre auf Hochfrequenzschwingungen weicher anspricht als beim Betrieb durch einen Induktor. Die Firma Reiniger, Gebbert und Schall empfiehlt den bipolaren Anschluß der Röhre, wobei die eigentümliche Weichheit des Hochfrequenzbetriebes wegfällt und die Strahlung der Röhre gleichzeitig intensiver wird. Für diesen speziellen Betrieb eignet sich besonders eine von Reiniger, Gebbert und Schall herausgegebene Hochfrequenzröhre, welche Thoraxdurchleuchtungen noch in 1 m Abstand von der Röhre möglich macht.

Die Regulierung der Strahlung ist bei dem Apparat von Reiniger, Gebbert und Schall außerordentlich feinstufig. Sie erfolgt durch Verstellung der Funkenstrecke. Je mehr diese im Diathermieapparat hochgestellt wird, desto härter wird das Röntgenlicht. Die Leistung eines solchen Instrumentariums entspricht ungefähr der eines 30 cm-Induktors, ist also für die Verwendung zur Therapie wohl ausreichend. Dasselbe wird vor allem dort in Frage kommen, wo bei Vorhandensein von Wechselstrom Radiotherapie betrieben werden soll und die Anschaffung eines speziellen Röntgenapparates zu teuer käme.

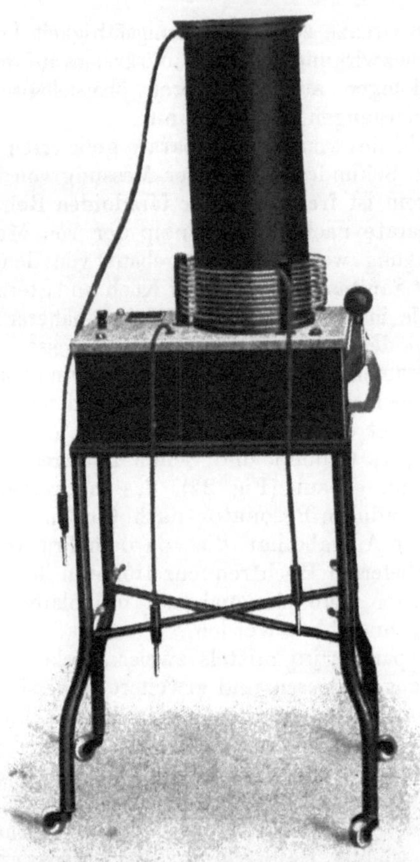

Fig. 22. Zusatzinstrumentarium (Siemens & Halske).

Die Lichtbogenapparate.

Der erste, von Zeynek, Bernd und Preyß konstruierte, wirklich brauchbare Diathermieapparat erzeugte die Hochfrequenzströme mit Hilfe einer Poulsenlampe. Nach dem gleichen Prinzip werden auch heute noch, allerdings in verbesserter Form, Lichtbogenapparate hergestellt und zwar von der Firma C. Lorenz in Berlin, welche Inhaberin des Poulsen-Patentes für Deutschland ist, und von der G. m. b. H. „Thermopenetration" in Leipzig.

Der Generator dieser Apparate ist ein Lichtbogen, der zwischen einem Kupfer- und einem Kohlepol zur Ausbildung kommt. Aus einem Spiritusbehälter ergießt sich tropfenweise Spiritus auf die Kupferanode, der verdampft und den Lichtbogen mit einer Atmosphäre von gut wärmeleitenden Gasen umgibt, die seine Kühlung besorgen. Dadurch wird er zu den erforderlichen hohen Schwingungszahlen befähigt. Ein Elektromagnet, der von demselben Gleichstrom wie der Lichtbogen gespeist wird, vergrößert das Volumen desselben, indem er ihn auseinanderbläst, wodurch die rasche Wärmeableitung unterstützt werden soll.

Die Nachteile eines solchen Schwingungserregers wurden zum Teil schon erwähnt, sie bestehen vor allem in der Inkonstanz des durch ihn erzeugten Schwingungsstroms, die ja bei einem so labilen Ding, wie es ein Lichtbogen ist, verständlich wird, und andererseits in der Umständlichkeit der Bedienung, die eine solche Lampe durch Nachfüllen von Spiritus, Einstellen des Lichtbogens, Auswechseln der Elektroden usw. erfordert. Auch die quantitative Leistung aller Poulsenapparate ist im Vergleich zu der mit Funkenstrecke arbeitenden, eine sehr beschränkte.

Der Kampf, der eine Zeitlang von den Technikern der Drahtlosen um den Vorrang zwischen Funkenstrecke und Lichtbogen geführt wurde, der allerdings mehr ein Kampf des Geldes, der Patente und Lizenzen, als ein solcher wissenschaftlicher Natur war, ist heute endgültig zugunsten der Funkenstrecke entschieden. Das System „Telefunken" gewinnt zurzeit in der Radiotelegraphie eine stets wachsende Verbreitung. Auch in der Diathermie ist der Lichtbogenapparat bereits das historische Instrumentarium. Derjenige, der Gelegenheit hatte, einerseits mit einem der beschriebenen Apparate von Siemens und Halske oder Reiniger, Gebbert und Schall und andererseits mit einem Lichtbogenapparat therapeutisch zu arbeiten (und darauf kommt es an, nicht auf schöne Oszillogrammbilder oder auf die Erwärmung eines Stückes Rindfleisch), der wird die unbedingte Überlegenheit der Löschfunkenstrecke anerkennen[1]).

3. Die Elektroden.

Es ist kaum möglich, alle Versuche aufzuzählen, die bisher gemacht wurden, um brauchbare Diathermieelektroden zu konstruieren. Einstweilen haben uns die zahlreichen Bemühungen nur so weit gebracht, daß wir keine Diathermieelektroden besitzen, die allen Ansprüchen, welche wir an solche stellen müssen, vollauf gerecht würden. Diese sind teils technische, teils ärztliche und lassen sich kurz dahin zusammenfassen:

1. Die Elektroden müssen sich den zu behandelnden Körperteilen gleichmäßig und exakt anschmiegen und zwar auch dann, wenn das Relief dieser Teile, wie z. B. an Gelenken, ein etwas komplizierteres ist.

[1]) Er sei denn ein Vertreter einer Lichtbogenfirma wie H. Simon (C. Lorenz in Berlin), der in seinem Aufsatz „Physik und Technik der Thermopenetration" zugunsten des von ihm konstruierten Apparates die Behauptung aufstellt: „Auf Grund der gemachten Erfahrungen kann das Vorhaben, den Funken zu verwenden, als gescheitert angesehen werden". Das heißt die Tatsachen einfach auf den Kopf stellen und erübrigt jede Diskussion.

Die Notwendigkeit dieser Forderung wird aus den späteren Ausführungen über die ärztliche Technik der Durchwärmung hervorgehen. Sollen die Elektroden während der Behandlung bewegt werden, dann muß diese Anpassungsfähigkeit eine momentane sein, damit sie sich augenblicklich der wechselnden Oberflächengestaltung anschließen. Die Elektroden müssen daher einen gewissen Grad von Plastizität bzw. Elastizität besitzen.

2. Die Elektroden sollen möglichst einfach gebaut sein, damit sie leicht und bequem zu reinigen sind; da sie mit konzentrierter Kochsalzlösung in Berührung kommen, müssen sie gegen diese gleichzeitig genügend widerstandsfähig sein. Es ist eine primitive Forderung der Hygiene, daß man die Elektroden, wenn man sie schon für verschiedene Patienten benutzt, nach jedesmaligem Gebrauch so gründlich als möglich reinigt, was bei Elektroden aus organischem Material wie Filz, Schwamm, Moos usw. am besten durch Auswaschen in fließendem Wasser geschieht. Am saubersten wäre es sicherlich, wenn man die Elektroden zeitweilig sterilisieren könnte.

3. Die Elektroden sollen ferner den Strom möglichst gut leiten, damit sie sich nicht infolge ihres hohen Eigenwiderstandes selbst zu sehr erhitzen; die Stromleitung soll an der ganzen Oberfläche möglichst gleichmäßig sein.

Von den im Gebrauch stehenden Modellen seien nur einige der gebräuchlichsten mit ihren Vor- und Nachteilen hier aufgezählt.

Zeynek und seine Mitarbeiter verwendeten Elektroden aus feinen, äußerst biegsamen Metallnetzen, die mit einer mehrfachen Lage von kochsalzgetränkter Gaze oder einem ähnlichen weichen Stoff umhüllt bzw. unterlegt wurden. Diese Elektroden sind zwar sehr primitiv, aber gerade das scheint mir ihr Vorteil zu sein. Da die Stoffumhüllung für jeden Patienten gewechselt werden kann, genügen sie den Forderungen der Hygiene, sie sind äußerst leicht rein zu halten und dabei in hohem Grade schmiegsam. Sie lassen sich mit der flachen Hand allen Körperteilen gleich gut anpassen. Ich betrachte das direkte Halten der Elektroden mit der Hand ohne Vermittlung eines Stieles für einen enormen Vorteil, weil kein anderes Mittel uns eine so gute Kontrolle über das gleichmäßige Anliegen auf der Haut ermöglicht und weil wir in keiner anderen Weise die Elektroden so leicht unter gleichbleibendem Druck verschieben können.

Bleiplatten von nicht zu großer Dicke sind nur für ganz spezielle Fälle brauchbar und nur dort, wo sie während der Durchwärmung nicht verschoben werden, also als stabile Elektroden etwa zur Durchwärmung der Lunge, des Herzens oder größerer Muskelpartien. Für die Gelenkdiathermie halte ich sie mit Bergonié und Réchou für unzweckmäßig, weil sie einerseits nicht die Spur einer spontanen Anpassungsfähigkeit besitzen und andererseits ihr Druck bei schmerzhaften Gelenkaffektionen von den Patienten sehr unangenehm empfunden wird. Sie mit Handgriffen zu versehen, ist aber völlig unpraktisch; denn ein Verschieben der Elektroden mittels des Griffes unter gleichbleibendem

Druck ist unmöglich, zieht man aber die unveränderte Lage der Elektroden während der Durchstrahlung vor, dann ist es gleich am besten, wenn man sie mit Binden an dem betreffenden Körperteil befestigt. Zu diesem Zweck eignen sich dünne Bleiplatten verschiedener Größe und Form ohne jeden Handgriff, nur mit einer Kabelklemme in der Mitte oder an einer Ecke versehen, wie sie von den Franzosen auch für die gewöhnliche Elektrotherapie allgemein gebraucht werden.

Mit feinstem Schrott gefüllte Ledersäckchen, wie sie hie und da als Elektroden Verwendung finden, sind nach eigener Erfahrung nicht sehr zweckmäßig, da das Leder unter der Einwirkung der Kochsalzlösung und der Erwärmung sehr bald spröde wird und einreißt.

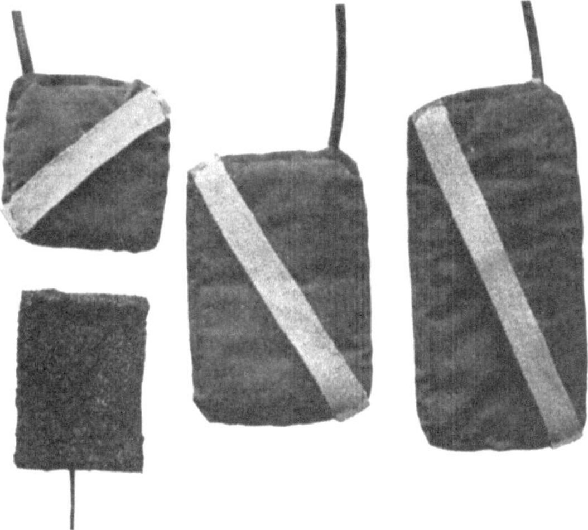

Fig. 23. Elektroden mit Moosfüllung und Gummischwammelektrode.

Elektroden mit Moosfüllung (Fig. 23), wie sie von der Firma Reiniger, Gebbert und Schall erzeugt werden, sind wohl genügend plastisch, schmiegen sich der Haut sehr gut an, sind aber nicht entsprechend zu reinigen und daher hygienisch nicht einwandfrei. Das gleiche gilt für Elektroden aus natürlichen Schwämmen. Gummischwämme, die ich eine Zeitlang versuchte, sind wohl reinlicher, sie sind auch ideal elastisch, mit Rücksicht darauf aber, daß nur die in ihren Poren befindliche Kochsalzlösung leitet, ist ihr elektrischer Widerstand so groß, daß durch die daraus verursachten Nachteile ihre Vorzüge wieder aufgehoben werden.

Man hat von verschiedener Seite versucht, pneumatische Elektroden zu konstruieren. So hat Belot eine Elektrode angegeben, welche aus einem aufblasbaren Gummikissen besteht, das auf einer Seite einen Beleg aus Zinnfolie trägt, welcher mit der Stromzuleitung in Verbindung steht. Zwischen Metallbeleg und Körper wird eine mehrfache Lage feuchter hydrophiler Gaze eingeschaltet, die beim Aufblasen des Gummikissens gegen die Haut gepreßt wird. Natürlich ist, um einen solchen Druck auszuüben, auch ein Gegendruck notwendig. Die Elektrode muß daher durch Befestigung mittels Binden an dem betreffenden Körperteil fixiert werden. Abgesehen von der Vergänglichkeit aller Gummikonstruktionen und dem Nachteil, daß die Elektrode stets festgebunden werden muß, scheint mir auch die Technik der Anwendung der nötigen Einfachheit zu entbehren.

Bergonié verwendet als Elektroden 0,1—0,2 mm dicke Stanniollamellen, welche er aber ohne Zwischenlage direkt der Haut aufbringt. Um sie gleichmäßig der Unterlage anzudrücken, legt er über sie eine mehrfach gefaltete feuchte Kompresse mit entsprechender Fixierung. Die Zinnfolie paßt sich wie ein Stück feuchtes Papier allen Unebenheiten der Hautoberfläche an.

Als Kuriosum möchte ich erwähnen, daß man, um der Forderung der Anpassung in höchstem Maße zu genügen, von französischer Seite sogar den Vorschlag gemacht hat, in jedem Fall einen besonderen Gipsabguß von dem zu behandelnden Körperteil zu machen, um nach diesem eine persönliche Elektrode aus Metall anzufertigen.

Die Elektroden, wie sie für spezielle Zwecke (Diathermie der Geschlechtsorgane, chirurgische Diathermie) Verwendung finden, werden später an geeigneter Stelle besprochen werden.

Drittes Kapitel.

Die Technik der Diathermie.

Einleitung.

Die Widerstandswärme der Hochfrequenzströme kann in der Medizin in zweifacher Weise verwertet werden, entweder zur Durchwärmung des Körpers oder einzelner Teile desselben im Sinne einer Thermotherapie, oder als gewebszerstörendes Mittel in der Chirurgie.

1. Thermotherapie. Als solche hat die Diathermie den Zweck, den Geweben oder Organen einen gewissen Wärmeüberschuß zu vermitteln, um auf dieselben vitalisierend, anregend zu wirken. Die Tätigkeit der Stoffwechsel der Zelle soll dadurch erhöht und ihre Reaktion gegen pathologische Vorgänge gesteigert werden.

Soll die Diathermie in diesem Sinne wirken, dann darf die Wärmezufuhr natürlich eine gewisse Grenze nicht überschreiten, da ein Zuviel an Wärme die tierische Zelle schädigt. Die Temperatursteigerung darf nicht jenes Maß erreichen, das zu dauernden Veränderungen des Protoplasmas führt.

Die Diathermie als Thermotherapie kann einerseits dazu benutzt werden, einzelne Organe oder Körperteile zu durchwärmen, andererseits kann aber auch der ganze Körper gleichzeitig durchstrahlt werden. Die erste Art der Behandlung wird weitaus häufiger geübt, wir nennen sie lokale Diathermie. Man bedient sich dazu geeigneter Elektroden zwischen denen das Gewebe vom Strom durchsetzt wird.

Will man nicht nur einzelne Teile des Körpers, sondern diesen in seiner ganzen Masse auf eine höhere Temperatur bringen, so sprechen wir von allgemeiner Diathermie. Ihr Ziel ist eine universelle Hyperthermie. Die Technik dieses Verfahrens ist verschieden von der lokalen Behandlung und soll daher separat besprochen werden.

2. Chirurgische Diathermie. Im Gegensatz zur konservativen medizinischen Diathermie geht die chirurgische Diathermie darauf aus, das Gewebe durch Hitze zu zerstören. Ihre Wirksamkeit beginnt also erst jenseits der Temperaturgrenze, die vom Physiotherapeuten niemals erreicht werden darf. Da alle brauchbaren Diathermieapparate Stromstärken bis zu mehreren Ampere liefern, ist es nicht schwer, bei Verwendung nicht allzu großer Elektroden die Stromdichte so weit zu steigern, daß es zu einer Gerinnung des Zellplasmas kommt. Die spezielle Technik der chirurgischen Diathermie wird im Zusammenhang mit ihren Indikationen in einem eigenen Absatz am Schlusse abgehandelt werden. An dieser Stelle wollen wir uns nur mit der Technik der lokalen und allgemeinen Durchstrahlung als Wärmetherapie befassen.

1. Die lokale Diathermie.

Die Dosierung der Wärme.

Als eine Grundforderung jeder Wärmetherapie muß es gelten, den Wärmereiz, der gesetzt werden soll, möglichst genau zu dosieren; denn die Wirkung hängt ja nicht allein von der Qualität, sondern ebenso von der Quantität des wirksamen Agens ab. Erscheint es selbstverständlich, daß man schon bei jeder äußeren Wärmeanwendung, einem Bade, einer Heißluftapplikation usw. die für jeden Fall angezeigte Temperatur bestimmt, so wäre dies um so dringender bei einer Prozedur, welche die Wärme in die Tiefe des Körpers trägt. Die Erfüllung dieser Forderung läßt aber gerade bei der Diathermie fast noch alles zu wünschen übrig.

Das Instrument, das sonst dazu dient, Temperaturen zu messen, das Thermometer, läßt uns hier gänzlich im Stich, weil wir ja nicht imstande sind, dasselbe in die Gewebe selbst ohne Verletzung derselben einzubringen. Eine Messung der Oberflächentemperatur gibt uns aber nur ein höchst unvollkommenes und unrichtiges Bild von dem Zustand in der Tiefe. Man hat zwar die Behauptung aufgestellt, daß die Haut infolge ihres hohen Widerstandes sich stets am stärksten erhitze und so gleichsam einen Indikator darstelle, der uns eine Beurteilung der Temperatur in den tieferen Schichten gestatte. In dieser allgemeinen Fassung ist diese oft wiederholte These leider falsch. Es kann sich, wie ich später zeigen werde, auch das unter der Haut liegende Gewebe stärker erwärmen als diese.

Aber selbst unter der Annahme, daß obige Voraussetzung richtig wäre, würde uns eine thermometrische Messung der Hauttemperatur nicht viel nützen und zwar schon aus dem Grunde, weil die Temperatur der Haut durchaus nicht an allen Punkten unter der Elektrode die gleiche zu sein braucht. Wenn die Elektrode zufälligerweise nicht allen Punkten der Unterlage gleichmäßig aufliegt, wenn sie z. B. stärker gegen eine vorspringende Gelenks- oder Knochenkante drückt, oder wenn aus irgend einem Grunde, wie das so häufig vorkommt, ihre Oberfläche ungleichmäßig leitet, dann wird der Stromübergang und damit die Temperatur unter der Elektrode an verschiedenen Stellen eine verschiedene sein (siehe S. 56). Ein zwischen Haut und Elektrode eingeschobenes Thermometer kann infolgedessen eine vollkommen ungefährliche Temperatur, etwa 40—42° C, anzeigen, während an einer vielleicht nur wenige Zentimeter von dem Quecksilbergefäß entfernten Stelle die Temperatur bereits bedenklich hoch gestiegen ist. Es kann so, würden wir uns auf die Angaben des Thermometers verlassen, die schönste Verbrennung zustande kommen, ohne daß wir eine Ahnung davon haben. Glücklicherweise warnt uns meist das Schmerzgefühl des Patienten rechtzeitig vor einem solchen Zufall.

Man darf auch nicht vergessen, daß ein zwischen Haut und Elektrode befindliches Thermometer schon an sich den gleichmäßigen Stromübergang stört und daß sich in dem Quecksilber sogenannte Foucaultsche Wirbelströme entwickeln können, welche die Angaben des Thermometers fälschen. Bedenkt man ferner, daß ein derartiges Einlagethermometer ein Verschieben der Elektroden während der Behandlung, wie dies oft zweckmäßig ist, unmöglich macht, so wird man ohne weiteres einsehen, daß eine solche Methode keine Methode ist.

An Stelle des unhandlichen Quecksilberthermometers wurden von verschiedenen Forschern (Simon, Ullmann, Telemann, Doyen u. a.) thermoelektrische Nadeln verwendet, wie sie in der physiologischen Methodik zur Temperaturmessung seit Helmholtz gebräuchlich sind. Es sind dies Nadeln, deren Schaft aus zwei verschiedenen Metallen, z. B. Kupfer und Konstantan, die an ihrer Spitze verlötet sind, besteht. Schaltet man zwei derartige Nadeln hintereinander in einen Kreis, in dem sich auch ein Galvanometer befindet, so wird jedesmal, ohne daß eine andere Stromquelle vorhanden wäre, wenn die Lötstelle der einen Nadel erhitzt wird, eine elektromotorische Kraft auftreten, die sich in einem Ausschlag des Galvanometers kundgibt. Dieser Ausschlag wird um so größer sein, je größer die Temperaturdifferenz an den Spitzen der beiden Nadeln ist. Erhält man die eine Nadel durch Eintauchen ihrer Spitze in schmelzendes Eis auf einer konstanten Temperatur (0°), so wird die Größe des auftretenden Thermostromes, den das Galvanometer anzeigt, ein Maß für die Temperatur der zweiten Nadel abgeben. Diese vertritt also die Stelle des Thermometers.

Von der Firma Siemens und Halske wurde nach diesem Prinzip speziell für die Zwecke der Diathermie ein Instrumentarium gebaut, welches bis auf 0,1° C genaue Temperaturmessungen auf thermoelektrischem Wege gestattet. Außer stumpfen und spitzen Nadeln zur Temperaturkontrolle der Haut und der tieferen Schichten sind demselben auch Thermoelemente besonderer Konstruktion beigegeben, welche zur Einführung in den Magen, Darm oder die Harnblase bestimmt sind.

Die elektrische Temperaturmessung ist wohl eleganter und präziser als die mit dem einfachen Quecksilberthermometer, sie erfordert dafür aber einen kostspieligen und komplizierten Apparat. Was die Temperaturmessung der Haut betrifft, so haften ihr im Prinzip die gleichen Fehler an, die oben für das Quecksilberthermometer geltend gemacht wurden. Eine Verbrennung wird durch diese Methode ebensowenig ausgeschlossen wie durch die andere. Für gewisse experimentelle Untersuchungen an Leichen oder isolierten Organen ist es wohl von Vorteil, daß man die Thermonadeln direkt in die tieferen Schichten des Gewebes einstechen und so unmittelbar deren Temperatur ablesen kann. Für die therapeutische Praxis kommt dies wohl nicht in Betracht, weil es niemandem einfallen wird, seinen Patienten Thermonadeln in die Muskeln oder Gelenke einzustechen. Völlig überflüssig sind aber die für den Magen, den Darm oder die Harnblase bestimmten Meßinstrumente, weil sie, abgesehen von der in der Praxis schwer durchführbaren Technik ihrer Einbringung, zu prinzipiellen Fehlschlüssen verleiten. Führe ich ein solches Instrument z. B. in den Magen ein, so messe ich damit doch nie die Temperatur seiner Wand, der Schleimhaut, Muskelschichte und Serosa, die mich allein interessiert, sondern nur die Temperatur des Mageninhaltes. Bedenkt man, daß diese schon infolge des verschiedenen Leitungswiderstandes eine andere sein muß als die des Gewebes, bedenkt man das stets wechselnde und daher unkontrollierbare Leitvermögen der Ingesta, erwägt man die besonderen Verhältnisse des Stromverlaufes in der Bauchhöhle, die noch später eingehender erörtert werden sollen, so wird man die Wertlosigkeit einer solchen Messung sofort einsehen.

Wir kommen damit zu dem Resümee, daß wir bei der therapeutischen Diathermie kein Mittel besitzen, das uns direkt und unmittelbar die im Gewebsinnern herrschende Temperatur erkennen oder auch nur mit Sicherheit erschließen ließe.

Mangels einer objektiven Methode sind wir also gezwungen, uns mit der subjektiven Schätzung des erreichten Wärmeeffektes zu begnügen. Diesen zu beurteilen dienen uns verschiedene Anhaltspunkte, deren Bedeutung wir der Reihe nach besprechen wollen.

1. **Die Stromstärke.** Die gebildete Wärmemenge und mit ihr die Erwärmung steigt nach dem Jouleschen Gesetz mit dem Quadrat der Stromstärke. In die Praxis übersetzt heißt dies: wenn ich die Intensität des verwendeten Stromes, welche das Hitzdrahtamperemeter anzeigt, von $\frac{1}{2}$ auf 1 Ampere erhöhe, so erhalte ich nunmehr nicht die doppelte, sondern die vierfache Wärmemenge, somit einen viermal so raschen Temperaturanstieg. Es muß diese Tatsache aus dem Grunde besonders betont werden, weil wir bei allen übrigen elektrotherapeutischen Proze-

duren, wie z. B. beim Galvanisieren, bei einer Verdopplung der Stromstärke nur mit einer Verdopplung der Wirkung rechnen. Dieses eigenartige Verhältnis ist also bei der Diathermie stets im Auge zu behalten. Absolute Maße für die Stromstärke, welche im einzelnen Fall zur Anwendung kommen soll, lassen sich ohne weiteres nicht angeben. Sie lassen sich auch nur dann annäherungsweise fixieren, wenn man einen zweiten für die Wirkung gleich wesentlichen Faktor in Rechnung zieht; das ist

2. **Die Elektrodengröße.** Die gleiche Stromintensität über einen großen Leitungsquerschnitt verbreitet, wird thermisch ganz anders wirken als auf eine schmale Strombahn zusammengedrängt. Das Verhältnis der Stromstärke zum Querschnitt eines Leiters bezeichnet man als Stromdichte. $D = \frac{i}{q}$. Hiebei wollen wir die Elektrodenfläche als Leitungsquerschnitt betrachten und in Quadratzentimeter ausdrücken, die Intensität in Milliampere. Um den Begriff der Stromdichte unserem Verständnis näher zubringen, greifen wir zur Vorstellung von Kraftlinien (Stromfäden), welche beide Elektreden miteinander verbinden. Ihre Zahl ist durch die Stromstärke gegeben, sie werden daher bei größeren Elektroden weiter voneinander, bei kleineren enger zusammengedrängt verlaufen.

Mit der Elektrodengröße ändert sich aber nicht allein die Stromdichte, sondern auch die Masse des Gewebes, das sie zwischen sich fassen, das also durchwärmt wird. Stellen wir uns die Elektroden, welche wir gleich groß annehmen wollen, als die Grundflächen eines Gewebeprismas vor, so wird bei einer Verdopplung der Grundflächen der Kubikinhalt, somit die Masse des Prismas verdoppelt werden.

Wir haben es durch die Wahl einer entsprechenden Elektrodengröße in der Hand, die Gewebsmasse, die auf einmal durchstrahlt werden soll, zu bestimmen. Gewöhnlich ist die Lokalisation der Krankheit hiefür maßgebend. Man wird zur Behandlung eines Schulter- oder Kniegelenkes größere Elektroden nehmen als etwa für ein Finger- oder Zehengelenk, man wird noch größere wählen, wenn man eine Diathermie der Lunge oder des Herzens vornimmt.

Aus dem Gesagten geht hervor, daß man die Wirkung einer bestimmten Stromstärke nur dann richtig einschätzen kann, wenn man gleichzeitig die Elektrodengröße in Rechnung zieht. Nicht die Stromstärke bildet ein Maß für das Ansteigen der Gewebstemperatur, sondern vielmehr die Stromdichte. Leider können wir nur die erstere jederzeit direkt ablesen, die letztere nur von Fall zu Fall berechnen.

Zur beiläufigen Orientierung diene folgendes. Bei einer Elektrodengröße von 100 cm^2, wie sie etwa einem Kniegelenk entspricht, verwendet man eine durchschnittliche Stromstärke von 1 Ampere in der Dauer von 20—25 Minuten. Die Stromdichte beträgt also in diesem Fall 10 Milliampere pro 1 cm^2.

Transthorakal werden vom Gesunden 2,5—3 Ampere bei einer Elektrodengröße von 15 × 15 cm während 10—20 Minuten gut vertragen, desgleichen 2,5 Ampere täglich durch 20 Minuten quer durch das Abdomen (E. Lenz).

Wie aus diesen Angaben ersichtlich, spielt abgesehen von der behandelten Körperregion auch noch

3. **die Durchstrahlungszeit** eine Rolle. Nach dem Jouleschen Gesetz steigt die im stromdurchflossenen Leiter produzierte Wärme proportional mit der Zeit, d. h. die Temperatur desselben nimmt in gleichen Zeitteilen um das gleiche Ausmaß zu, soweit nicht ein Verlust an Wärme durch Leitung, Strahlung, im lebenden Organismus auch durch die Blutbewegung eintritt. Dieser Verlust muß natürlich in Abzug gebracht werden, will man den wirklichen Temperaturanstieg erfahren. Ist der Wärmezuschuß in der Zeiteinheit größer als dieser Verlust, dann wächst die Temperatur des diathermierten Teiles kontinuierlich an und nähert sich damit immer mehr der physiologischen Schädigungsgrenze. Die Durchstrahlungszeit wird dadurch begrenzt.

Um dieselbe ohne Gefahr verlängern zu können, empfiehlt es sich daher, anfänglich etwas höhere Stromstärken zu verwenden, um die Gewebe auf den erwünschten Wärmegrad zu bringen und, wenn dieser erreicht ist, die Stromstärke so weit zu reduzieren, daß sie gerade ausreicht, den Verlust an Wärme zu decken. So kann man, die Temperatur stationär erhaltend, die Durchwärmung beliebig lang ausdehnen.

Die Frage, wie lange überhaupt diathermiert werden soll, wird von verschiedenen Autoren verschieden beantwortet. Während einzelne von ihnen schon 5—10 Minuten für genügend halten, glauben andere die Durchwärmung bis auf $^3/_4$—1 Stunde ausdehnen zu müssen. Das Richtige dürfte auch hier in der Mitte liegen. Im allgemeinen soll die Behandlungszeit nicht unter eine Viertelstunde herabgehen, eher ist es meiner Ansicht nach geboten, dieselbe auf 20—25—30 Minuten zu verlängern. Leider steht dem in der Praxis sehr häufig das Hindernis entgegen, daß der beschäftigte Arzt nicht jedem seiner Patienten eine so lange Zeit widmen kann, wenn er nicht die Ausübung des keineswegs indifferenten Verfahrens dem Pflegepersonal überlassen will.

4. **Das Temperaturgefühl.** Außer den drei meßbaren Größen der Stromstärke, der Elektrodenoberfläche und der Durchstrahlungszeit steht dem Arzt aber noch ein weiteres Hilfsmittel zur Verfügung, seinen therapeutischen Eingriff zu dosieren, es ist dies das eigene und das Temperaturgefühl des Patienten. Das Gefühl ist natürlich eine subjektive Größe, ist aber doch in Ermangelung eines absoluten Maßstabes eine wertvolle Unterstützung zur Beurteilung des erreichten Effektes.

In der Regel, wenn auch nicht immer, erwärmt sich die Haut infolge ihres hohen Leitungswiderstandes etwas mehr als die intrakutanen Gebilde. Es wird daher meist früher zu einer Hautverbrennung als zu einer Schädigung in der Tiefe kommen. Bevor jedoch eine solche Verbrennung zustande kommt, wird das auftretende Schmerzgefühl die Gefahr rechtzeitig signalisieren, vorausgesetzt natürlich, daß die Sensibilität des Behandelten eine normale ist.

Man hat daher den Patienten wiederholt darauf aufmerksam zu machen, daß er jedes unangenehm werdende Hitzegefühl sofort melde. Nur dadurch wird häufig ein übler Zufall vermieden werden können. Wenn durch unregelmäßiges Aufliegen einer Elektrode die Erhitzung an einer Stelle bedenklich hoch wird, oder wenn aus irgend einem Zufall nicht die ganze Elektrodenfläche, sondern nur ein Teil derselben leitet und infolgedessen die Stromdichte ungeahnt vergrößert ist, so wird uns alle unsere Erfahrung bezüglich Dosierung im Stiche lassen und nur das an der bedrohten Stelle hervorgerufene Schmerzgefühl eine Verbrennung verhüten können.

Es ist daher eine unbedingte Forderung, daß man, ehe man die Behandlung eines Patienten übernimmt, sich vorerst von dessen intakter Sensibilität überzeuge. Störungen der Schmerz- und Wärmeempfindung, wie sie bei Tabes und anderen Erkrankungen des Nervensystems vorkommen, müssen daher als Kontraindikation für die Behandlung mittels Diathermie gelten.

Man vergesse aber nicht, daß auch bei normaler Empfindung die Wärme selbst eine Hypästhesie erzeugt und daß diese artifizielle Unterempfindlichkeit unter Umständen, insbesondere dann, wenn der Temperaturanstieg sehr langsam und gleichmäßig erfolgt, so weit gehen kann, daß der Behandelte sich ohne besondere Schmerzäußerungen Verbrennungen zufügen läßt, deren Vorhandensein man erst später mit Überraschung konstatiert. Es erscheint mir deshalb nicht unzweckmäßig, die Durchwärmung hie und da für einen Moment zu unterbrechen, um durch Auflegen der eigenen Hand auf die durchstrahlte Hautpartie das Wärmegefühl des Patienten zu kontrollieren.

Stromstärke, Elektrodengröße und Durchstrahlungsdauer müssen uns also im Verein mit dem eigenen und dem Wärmegefühl des Patienten genügen, die therapeutische Dosis zu beurteilen. Es wird allerdings eine etwas längere Erfahrung nötig sein, um dieses Urteil auch richtig und sicher zu gestalten. Der Anfänger wird aus Vorsicht, die aber gewiß am Platze ist, meist unterdosieren und dadurch im Beginne seiner diathermischen Praxis nicht immer jenen vollen therapeutischen Erfolg erzielen, der dem Geübten sicher ist. Wenn er sich aber einmal über die physikalischen Grundlagen seiner Methode klar geworden ist und sich durch einige Übung eine konkrete Vorstellung von ihrer Leistungsfähigkeit gebildet hat, so wird es ihm nicht mehr schwer fallen, die richtige Dosierung zu finden.

Tabellen, wie man sie angefertigt hat, die die anzuwendende Stromstärke bei bestimmter Elektrodengröße ganz genau angeben, halte ich für durchaus wertlos, weil sie weder die Durchwärmungsdauer noch die Art des durchstrahlten Organes noch auch die individuelle Reaktionsfähigkeit usw. berücksichtigen, andererseits aber dem Anfänger, für den sie ja gerade bestimmt sind, durch ihre präzisen Angaben eine Sicherheit suggerieren, die durch den kleinsten Zufall, wie durch das schlechte Anliegen einer Elektrode, gefährlich werden kann.

Die Lokalisierung der Wärme.

Elektrodenstellung und Elektrodengröße. Die zweite Aufgabe des Therapeuten ist es, die Wärme auf bestimmte Teile zu lokalisieren. Dies wird dadurch möglich, daß der Strom den direkten Weg von einer zur andern Elektrode nimmt, wodurch das zwischen den Elektroden gelegene, das interpolare Gewebe erwärmt wird. Ausgenommen sind nur jene Fälle, in denen der gerade und daher auch kürzeste Weg für den Strom nicht gangbar ist.

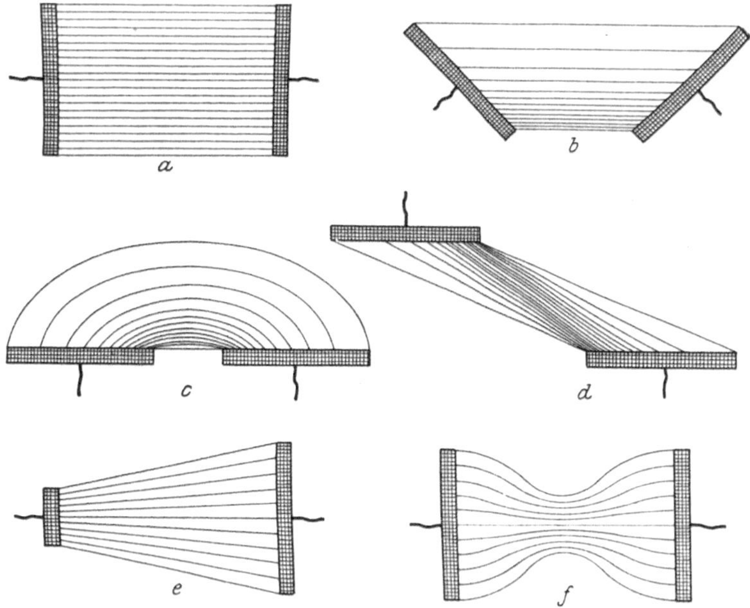

Fig. 24. Stromlinienverlauf bei verschiedener Stellung und Größe der Elektroden.

Sind beide Elektroden, deren Form wir als quadratisch voraussetzen wollen, gleich groß, stehen sie einander direkt und parallel gegenüber, so hat das durchstrahlte Gewebestück die Form eines Prismas. Nehmen wir das Gewebe als möglichst homogen an, dann wird auch die Stromdichte an allen Teilen der Bahn die gleiche sein, die Stromlinien werden untereinander parallel in gegenseitig gleichem Abstand verlaufen (Fig. 24a). In Parenthese möchte ich hier, um einem voraussichtlichen Einwand zu begegnen, ergänzend hinzufügen: ist der Querschnitt des Körperteiles, und das ist die Regel, größer als die Elektrodenfläche, so kommt es wohl in der Mitte des Stromweges zu einem leichten Auseinanderweichen, zu einem Streuen der Kraftlinien, eine Erscheinung, die aber praktisch vernachlässigt werden kann, wenn das Durchstrahlungsobjekt, wie angenommen, annähernd homogen und die Entfernung der Elektroden voneinander nicht größer ist als das Einundeinhalbfache ihres Durchmessers. Wir können in diesem Fall in praxi mit einer Wärmewirkung rechnen, die an allen Teilen des Kraftlinienfeldes die gleiche ist.

Anders ist es, wenn der Elektrodenabstand im Verhältnis zu ihrer Fläche bedeutend wird. Hiebei macht sich die Streuung der Stromlinien schon deutlich bemerkbar. Da dieselben auf der Mitte ihrer Bahn weniger dicht verlaufen als unmittelbar unter den Elektroden, so wird auch die Erwärmung unter den Elektroden selbst eine etwas größere sein als in der Mitte der durchwärmten Gewebspartie.

Eine ungleich höhere Bedeutung als diese Streuung hat die Verteilung der Kraftlinien im interpolaren Gewebe bei verschiedenen Stellungen der Elektroden. Wenn wir die beiden Elektroden gegeneinander neigen, so daß ihre Flächen nicht mehr parallel stehen, sondern einen Winkel miteinander bilden, so wird damit auch sofort das Gleichgewicht in der Verteilung der Kraftlinien gestört. Da der Weg zwischen den beiden einander näher liegenden Kanten kürzer ist als der zwischen den voneinander abweichenden, so wird der Strom die kürzere und daher bequemere Verbindung vorziehen, und die Stromlinien werden sich überwiegend auf die eine Elektrodenhälfte legen, sie werden hier um so gedrängter verlaufen, je näher die Punkte sind, die sie miteinander verbinden (Fig. 24b). Je stärker die Neigung, um so größer wird die Ungleichheit und bei einem gewissen Winkel sind die Stromlinien bereits so nach der einen Elektrodenhälfte verschoben, daß die andere für die Leitung des Stromes kaum mehr in Betracht kommt.

Das Extrem der Neigung ist dann erreicht, wenn beide Elektroden in die gleiche Ebene zu liegen kommen (Fig. 24c). Nehmen wir an, daß das stromzuführende Kabel sich in der Mitte der Elektrode ansetzt, so wird der Strom keineswegs, wie das wünschenswert wäre, in gleichmäßiger Verteilung annähernd senkrecht auf die Haut übergehen, sondern er wird seinem Hauptteil nach so lange dem gutleitenden Metall der Elektrode folgen, als ihm dies möglich ist; erst in der Nähe ihrer Kante wird er sich in Ermangelung eines anderen Weiterkommens gleichsam in das Gewebe stürzen. Während also die voneinander abgekehrten Elektrodenhälften so gut wie stromlos bleiben, stauen sich auf der anderen Seite die Stromfäden und zwar desto mehr, je näher sie der Kante kommen. Es ist dies gleichbedeutend mit einer Verkleinerung der Elektrodenoberfläche. Bei starker gegenseitiger Annäherung der Elektroden treten die Stromlinien nur noch von der Kante in sehr schräger Richtung in die Haut ein, wodurch sie infolge ihrer hohen Dichte an der Übertrittsstelle die Gefahr einer Überhitzung bedingen. Es kann auf diese Weise zu einer Verbrennung in der Hautbrücke kommen, die zwischen den beiden Elektroden gelegen ist, die, wenn sie nachträglich bemerkt wird, um so überraschender wirkt, als sie neben und nicht auf jener Stelle lokalisiert ist, die von den Elektroden bedeckt war. Ganz ähnliche Verschiebungen der Kraftlinien lassen sich beobachten, wenn man die Elektroden parallel zueinander seitlich auseinanderzieht (Fig. 24d).

Diese Verhältnisse, die ich bis jetzt nirgends entsprechend gewürdigt finde, sind von nicht zu unterschätzender praktischer Bedeutung. Sie ergeben für die ärztliche Technik folgende Leitsätze:

Es sollen bei allen Durchwärmungen die Elektroden einander möglichst gerade und parallel gegenüberstehen. Wo dies nicht möglich ist (Längsdurchstrahlung von Extremitäten, Behandlung der Rückenmuskulatur, Lumbago usw.), behalte man diese ungleiche Verteilung der Kraftlinien über die Elektrodenfläche wohl im Auge, weil man bei ihrem Vorhandensein mit einer Verkleinerung der leitenden Elektrodenfläche und mit einer entsprechenden Vergrößerung der Stromdichte rechnen muß. Derjenige, der nach einer Dosierungstabelle arbeitet, wird erstaunt sein, daß der Patient mit seiner Dosierung nicht einverstanden ist.

Die erwähnten Umstände sind aber auch bei den gewöhnlichen Gelenkdurchstrahlungen nicht außer acht zu lassen. Die Vorstellung, daß man eine gleichmäßige Durchwärmung des Gelenkes um so leichter erhält, je vollständiger die Elektroden das Gelenk in seinem ganzen Umfang umschließen, ist natürlich falsch. Wenn zwei Elektroden so um ein Gelenk gelegt werden, daß jede von ihnen dasselbe fast in einem Halbkreis umgreift, dann wird der Strom seinem Hauptanteil nach nicht durch die Mitte des Gelenkes gehen, sondern er wird den Weg geringeren Widerstandes durch die peripheren Anteile desselben, welche von den einander nahe liegenden Elektrodenkanten begrenzt werden, vorziehen. Es kommt daselbst leicht zu einer Verbrennung der Haut. Man wähle daher zur Gelenkdiathermie nie zu große Elektroden und wahre zwischen ihnen eine respektvolle Distanz.

Zusatzweise möchte ich erwähnen, daß man auch in der sonstigen Elektrotherapie diese durch den Widerstand bedingten besonderen Stromverlaufsverhältnisse nie berücksichtigt hat. Die Bilder für die Stromverzweigung im menschlichen Körper mit ihren wunderschönen regelmäßigen Kurven, wie sie von einem Lehrbuch in das andere seit Jahren übernommen werden, entspringen wohl nur einer reinlichen Phantasie, entsprechen aber auch nicht annähernd der Wirklichkeit.

Einer besonderen Besprechung bedarf noch die Kombination von verschieden großen Elektroden. Befinden sich eine große und eine kleine Elektrode einander gegenüber, dann hat die interpolare Gewebsmasse die Form einer abgestumpften Pyramide (Fig. 24e). Es nimmt daher die Stromdichte und damit auch die Erwärmung von der größeren gegen die kleinere Elektrode kontinuierlich zu. Die Pyramide wird vollkommen, wenn die kleinere Elektrode bis zur Spitze einer Nadel sich verkleinert. Die Stromlinien treffen dann in einem einzigen Punkt zusammen und entwickeln daselbst infolge ihrer maximalen Dichte eine maximale Wärme, eine Wärme, die auch bei nicht sehr hoher Stromstärke hinreicht, um unter der nadelförmigen Elektrode das Gewebe in einem Moment zu koagulieren. Darauf beruht eine später zu besprechende Methode der chirurgischen Diathermie.

Schließlich sei noch eines speziellen Falles Erwähnung getan, der dann gegeben ist, wenn die Strombahn an irgend einer Stelle ihres Verlaufes einen Querschnitt hat, der geringer ist als die Oberfläche der Elektroden. Hier wird es dann zu einem Zusammendrängen der Kraftlinien kommen (Fig. 24f). Nimmt man z. B. eine nicht zu kleine Elektrode in die eine Hand und eine ebensolche in die andere, so wird man nach Einschaltung des Stromes das stärkste Wärmegefühl in den Handgelenken verspüren, weil infolge ihres relativ geringen Querschnitts die Stromdichte hier am größten ist. Das gleiche gilt natürlich auch für die Beine. Taucht man beide Füße in je ein Zellenbad, das die Stelle einer Elektrode vertritt, dann wird die stärkste Erwärmung in der unteren Hälfte der Unterschenkel fühlbar werden. Je größer die Einengung der Strombahn, um so intensiver wird die an dieser Stelle auftretende Erwärmung sein.

Die Organdiathermie. Komplizierter als an den Gelenken und den Weichteilen der Extremitäten gestalten sich die Verhältnisse des Stromverlaufes in den Organen der Brust- und Bauchhöhle. Hier dürfen wir nicht immer damit rechnen, daß der Strom den direkten und geradlinigen Weg von einer zur anderen Elektrode nimmt, weil sich ihm auf dieser Linie oft Hindernisse in Form von Widerständen entgegenstellen, die er nicht oder nur schwer zu überwinden imstande ist. Er sucht dieselben dann zu umgehen, und es kommen so Stromschleifen zustande, die sich sehr häufig der Kontrolle entziehen.

Nehmen wir ein konkretes Beispiel.

Bei der Diathermie der Bauchhöhle, bei welcher der Darm durchquert wird, bildet die Luft in den Darmschlingen ein solchesHindernis. Die Luft ist bekanntlich ein Nichtleiter für Elektrizität und wird daher den Strom zum Ausweichen zwingen. Dieser wird sich seinen Weg längs der Darmwand oder im Darminhalt suchen müssen, er wird öfters von einer Darmschlinge auf die andere traversieren müssen. Ist die Kontaktfläche klein und der Übergangswiderstand groß, so bietet dies einige Schwierigkeiten. Auf diesen verschlungenen Wegen kann es nun vorkommen, daß an einer Stelle die Strompassage außerordentlich eng wird. Die Stromdichte steigt daselbst, wenn die Intensität eine genügende ist, so stark an, daß es zu einer lokalen Nekrose der Darmwand kommen kann. Die Diathermie des Darmes ist daher nicht völlig gefahrlos, wie auch die Tierversuche von Bernd und Preyß zur Genüge bewiesen haben. Es ist also bei der Wärmedurchstrahlung der Bauchhöhle immerhin einige Vorsicht geboten, die vor allem darin besteht, daß man dem Strom durch Verwendung entsprechend großer Elektroden von vornherein eine genügend breite Bahn anweist.

Günstiger liegen die Verhältnisse für die Durchwärmung der Lunge, wenigstens dann, wenn dieselbe keine größeren organischen Destruktionen aufweist. Die Gleichartigkeit ihres Gewebes, die umfangreiche Kühlung durch den Blut- und Luftstrom machen sie durchaus geeignet für diese Methode. Auch das Herz samt seinen Gefäßen ist ein gutes Durch strahlungsobjekt. Technisch schwieriger ist die Diathermie der großen

Drüsen der Bauchhöhle, der Leber, des Pankreas, der Nieren. Insbesondere wird es auch bei vorgeschrittener Technik kaum möglich sein, diese Organe isoliert zu treffen. Von der Wärmedurchstrahlung des Uterus, der Blase und der männlichen Geschlechtsorgane soll im speziellen Teil die Rede sein; dort wird auch auf besondere technische Kunstgriffe, die im einzelnen Fall zur Anwendung kommen, aufmerksam gemacht werden.

Stabile, labile und zentrale Diathermie. Die zur Durchwärmung bestimmten Elektroden können entweder während der ganzen Dauer der Sitzung an gleicher Stelle liegen bleiben, oder sie können während der Durchstrahlung bewegt werden. Erstere Art der Technik kann man in Analogie mit anderen Methoden der Elektrotherapie als stabile, letztere als labile Diathermie bezeichnen.

Das Halten der Elektroden, welche unverändert an Ort und Stelle bleiben sollen, kann man sich ersparen, wenn man dieselben mittels Bändern befestigt. In Frankreich sind für diesen Zweck Kautschukbänder beliebt. Die Elektroden mancher Firmen haben auch eigene Befestigungsbänder oder Federn, welche das Festhalten automatisch besorgen. Die Fixation ist wohl bequemer als das Halten mit der Hand und wird daher von vielen Autoren vorgezogen, hat aber andererseits den Nachteil, daß man dabei auf eine Temperaturkontrolle der Haut während der Behandlung verzichten muß.

Bei der Verwendung unbeweglicher Elektroden wählt man gewöhnlich beide in gleicher Größe. Anders ist es, wenn die Elektroden bewegt werden. Hier scheint es oft nicht unzweckmäßig, die Elektroden in der Größe etwas verschieden zu nehmen. Die kleinere wird dann zur aktiven, differenten, unter welcher die Erwärmung rascher ansteigt, während die große Elektrode inaktiv oder indifferent bleibt. Man kann derart auf besonders schmerzhafte Punkte eines Gelenkes oder anderer Körperteile die Wärme konzentrieren. Im übrigen wird es vollkommen von der Eigenart des Falles abhängen, ob man gleich oder verschieden große Elektroden wählt, ob man die stabile oder labile Diathermie vorzieht.

Hält man die Elektroden mit der Hand andauernd in gleicher Lage, so hat man dabei den Vorteil, daß man die Erwärmung der Haut mit Vorsicht als Kriterium für die Erwärmung der tieferen Schichten heranziehen kann, was natürlich bei stetem Wechsel der durchstrahlten Hautstellen nicht mehr zulässig ist. Andererseits wird man aber durch das Wandern mit den Elektroden sehr häufig eine gleichmäßigere Durchwärmung der in Betracht kommenden Körperpartie erreichen. Ist die verwendete Stromdichte eine sehr große, so wird man, schon um einer lokalen Überhitzung vorzubeugen, gezwungen sein, die Elektroden andauernd zu verschieben.

Bei der Behandlung von Gelenkerkrankungen erscheint es oft nicht unzweckmäßig, gerade die tieferen Anteile des Gelenkes als den eigentlichen Sitz der Erkrankung auf eine höhere Temperatur zu bringen. Dies gelingt durch die „Kreuzfeuerdurchstrahlung“, indem man öfters den Durchmesser des Gelenkes, in welchem die Durchstrahlung stattfindet, wechselt. Auf diese Weise kann man es erreichen, daß die zentralen Anteile des Gelenkes, welche immer im Stromwege liegen, in der Temperatur den peripheren Anteilen desselben vorauseilen. Ich möchte diese Art der Technik daher als zentrale Diathermie bezeichnen.

Das Anfeuchten, Anlegen der Elektroden u. a.

Die zur Durchwärmung verwendeten Elektroden müssen ihrer ganzen Fläche nach der Haut so exakt als möglich angepaßt werden, damit der Stromübergang an allen Stellen nicht nur so gleichmäßig als möglich, sondern auch so leicht als möglich erfolge. Diese beiden Forderungen wollen wir etwas näher betrachten.

Tritt der Strom von einem Leiter auf einen anderen, hier also von der Elektrode auf die Haut über, so hat er infolge der Kontinuitätsunterbrechung immer einen gewissen Widerstand zu überwinden, den man als Übergangswiderstand bezeichnet. Um diesen Widerstand möglichst herabzudrücken, und so dem Strom den Übertritt zu erleichtern, feuchtet man die Elektroden mit einer leitenden Flüssigkeit, am besten Kochsalzlösung, an. Dadurch wird der Leitungskontakt zwischen Haut und Elektrode ein innigerer und der Übergangswiderstand zwischen beiden vermindert.

Ist der Übergangswiderstand hoch, so wird dies von dem Patienten als unangenehmes Brennen empfunden, was vor allem auf die in dem Widerstand selbst auftretende Erwärmung zurückzuführen ist. Wenn die Haut sich meist stärker erwärmt als die übrigen Schichten, so ist das nur zum Teil durch ihren hohen Eigenwiderstand bedingt, zum anderen Teil durch den Übergangswiderstand zwischen Elektrode und Haut, dessen Erwärmung sich der Haut mitteilt. Je leichter also dem Strom der Übergang gemacht wird, desto weniger wird sich die Haut erhitzen. Aus gleichem Grunde möchte ich die Forderung aufstellen, daß der Widerstand der Elektrode selbst ein möglichst geringer sei, damit sich diese unter der Einwirkung des Stromes so wenig als möglich erwärme.

Im Zusammenhang damit steht folgende für die Praxis nicht unwichtige Erscheinung. Ist der Gesamtwiderstand der Elektrode inklusive Übergangswiderstand größer als der der Haut, so wird sich, da wir es ja mit einer Serienschaltung differenter Widerstände zu tun haben, die Elektrode stärker erwärmen als die ihr anliegende Haut. Nachdem sich aber jeder Wärmeunterschied sofort durch Leitung auszugleichen sucht, wird die Elektrode Wärme an die Haut abgeben und diese auf eine höhere Temperatur bringen, als ihrem spezfiischen Widerstand entspricht. Dies trifft dann zu, wenn die Elektrode an sich aus einem schlecht leitenden Material besteht und überdies nur mit einer unvollkommen leitenden Flüssigkeit, etwa reinem Hochquellenwasser, angefeuchtet wird.

Umgekehrt wird die Haut sich stärker erhitzen als die Elektrode, wenn letztere besser leitet als die Haut. In diesem Falle wird die Haut ihren Wärmeüberschuß an die Elektrode abtreten, diese wird gleichsam die Rolle eines Kühlkissens übernehmen. Diese Kühlung ist aber praktisch sehr merkbar, sie hat zur Folge, daß die Haut trotz ihres hohen Widerstandes sich weniger erwärmt als die tieferen Schichten, vor allem weniger als das fetthaltige subkutane Gewebe, wie man sich leicht durch Versuche an der Leiche überzeugen kann. Daraus ergibt sich auch, daß es falsch wäre, wollte man an dem Grundsatz festhalten, daß die Haut von allen Schichten stets das Maximum der Temperatur aufweise.

Man hat sich verschiedentlich die Köpfe darüber zerbrochen, wie sich die zu starke Erhitzung der Haut vermeiden ließe. Nach dem eben Gesagten läßt sich dieses Ziel wohl am einfachsten dadurch erreichen, daß man gut leitende Elektroden verwendet und diese, um auch den Übergangswiderstand auf ein Minimum zu reduzieren, mit möglichst konzentrierter Kochsalzlösung imprägniert. Man kann überdies während der Behandlung diese Befeuchtung mit frischer kalter Kochsalzlösung wiederholen. Um den zerstörenden Einfluß, welchen konzentrierte Kochsalzlösung auf viele Elektroden ausübt, hintanzuhalten, ist es notwendig, dieselben nach jeder Behandlung energisch zu reinigen, was am besten durch Auswaschen in fließendem Wasser geschieht.

Die zweite eingangs aufgestellte Forderung war die, daß der Stromübergang an allen Stellen möglichst gleichmäßig erfolge, daß mit anderen Worten die Stromdichte unter der Elektrode überall die gleiche sei. Dazu müssen die Elektroden der Unterlage vollkommen gleichmäßig anliegen. Ist dies nicht der Fall, ist der Druck z.B. an einer umschriebenen Stelle größer als an den übrigen, so wird infolge des herabgesetzten Übergangswiderstandes der Strom hier in größerer Dichte übergehen, es kann zu einer Verbrennung kommen, wobei auch die durch den Druck bedingte Anämie der Haut die Gefahr erhöht. Eine solche Möglichkeit ist besonders bei Knochen- und Gelenkvorsprüngen im Auge zu behalten, wo die dem Knochen unmittelbar aufliegende Haut dem Elektrodendruck nicht so elastisch nachgibt wie über den Weichteilen.

Bisweilen kommt es vor, daß die Elektrode selbst infolge mangelhafter Konstruktion nicht gleichmäßig leitet, oder daß der Stromübergang sich überhaupt nur auf einen Teil ihrer Oberfläche beschränkt. Solche Defekte können sich auch bei längerem Gebrauch der Elektroden einstellen. Man soll sich deshalb von Zeit zu Zeit von der homogenen Leitfähigkeit seiner Elektroden überzeugen.

Eine insbesondere für den Anfänger unangenehme Erscheinung bei der Ausübnug der Diathermie ist die zwischen Elektroden und Haut auftretende Funken- oder Lichtbogenbildung, die immer dann beobachtet wird, wenn bei eingeschaltetem Therapiestrom der Kontakt zwischen Elektrode und Haut absichtlich oder unabsichtlich gelockert wird. Hält man eine Elektrode in einem sehr geringen Abstand von der Haut, so wird die im Stromkreis herrschende Spannung die Leitungsunterbrechung zu überwinden suchen und einen Funkenübergang (Lichtbogen) herstellen. Diese Funken sind aber infolge der hohen ihnen zukommenden Stromstärke nicht ganz so harmlos wie die Teslafunken, sie üben nicht unbeträchtliche thermische Wirkungen aus und können zu Verbrennungen Veranlassung geben.

Die Neigung zur Bildung eines Lichtbogens ist um so größer, je höher die im Therapiekreis herrschende Spannung ist. Diese steigt aber nach dem Ohmschen Gesetz um so mehr, je größer der Widerstand der eingeschalteten Teile bei gleicher Stromstärke oder je größer die Stromstärke bei gleichem Widerstand ist. Da wir bei der Diathermie mit ungleich höheren Stromstärken als bei der Galvanisation oder Faradisation arbeiten, so ist es ohne weiteres klar, daß auch die Spannung eine entsprechend höhere sein muß, und daß man infolgedessen auch unter eine bestimmte Spannung nicht heruntergehen kann.

Wenn auch die unabsichtlich zustandekommenden Funkenbildungen nur ausnahmsweise zu kleinen Hautverbrennungen führen, so sind sie doch geeignet, den Patienten durch die sie begleitende nadelstichartige Schmerzempfindung zu erschrecken. Sie müssen daher unter allen Umständen vermieden werden. Es gilt aus diesem Grunde als Regel, den Strom erst dann zu schließen, wenn die Elektroden exakt aufgesetzt sind, und am Schlusse der Behandlung die Elektroden erst dann abzuheben, wenn der Stromkreis bereits unterbrochen ist. Diese Forderung bedingt eine kleine Schwierigkeit in der Technik. Hält man die Elektroden nämlich mit je einer Hand, so begibt man sich dadurch der Möglichkeit, den Apparat eigenhändig einzuschalten, zu regulieren oder abzustellen. Will man die Elektroden nicht festbinden oder dem Patienten überlassen, so bedarf man einer Hilfsperson. Es erscheint darum nicht unzweckmäßig, wenigstens das Ein- und Ausschalten des Stromes durch einen Fußkontakt vorzunehmen, wie er für diesen Zweck von verschiedenen Firmen gebaut wird. Ein solcher Kontakt läßt sich an jedem Apparat auch nachträglich ohne Schwierigkeit anbringen.

Um das Überschlagen von Hochfrequenzfunken zwischen Haut und Elektrode zu verhindern, wurden von H. Simon sowie von der Siemens und Halske A. G. Spezialelektroden konstruiert, die derart eingerichtet sind, daß sie durch einen eingebauten Kontakt den Stromkreis erst dann schließen, wenn sie nach dem Aufsetzen gegen die Haut gedrückt werden. Läßt der Druck nach, so entstpannt sich zunächst wieder die Feder, unterbricht damit automatisch den Stromkreis, ehe noch die Elektroden von der Haut abgezogen werden können. Der Gedanke, auf welchem diese Erfindung basiert, ist zweifellos sehr gut, doch sind die Elektroden, welche ihn verkörpern, so unhandlich, daß sie in dieser Form wohl nie in die Praxis Eingang finden werden.

Es sei erwähnt, daß bei den Poulsenapparaten die Gefahr der Funkenbildung infolge des andersartigen Spannungsverlaufes eine wesentlich geringere ist und daß dadurch das Manipulieren mit den Elektroden bedeutend vereinfacht wird.

2. Die allgemeine Diathermie.

Zwischen lokaler und allgemeiner Diathermie läßt sich eine scharfe Grenze nicht ziehen. Schon bei der örtlichen Elektrodenbehandlung kann man nicht so selten einen Anstieg der Allgemeintemperatur um Zehntel von Celsiusgraden beobachten, besonders wenn die Elektrodenflächen ziemlich groß, die Stromintensität genügend hoch ist oder auch die Durchstrahlungszeit lange bemessen wird. Eine allgemeine Hyperthermie wird um so leichter erzeugt werden, je kleiner die gesamte Körpermasse im Vergleich zur produzierten Wärmemenge ist. Es gelingt deshalb bei kleineren Tieren, z. B. Kaninchen, nicht schwer, mit den gewöhnlichen zur Durchwärmung von Gelenken benutzten Elektroden und Stromstärken die Körpertemperatur beträchtlich in die Höhe zu treiben. Den gleichen Effekt würde man natürlich auch beim Menschen erzielen, wenn man entsprechend große Elektroden in Verbindung mit entsprechenden elektrischen Energiemengen in Anwendung bringen würde. Von dieser Art der allgemeinen Durchwärmung wollen wir hier nicht sprechen, wir werden uns in diesem Abschnitt nur auf einige Methoden beschränken, die ausschließlich der Erzeugung einer universellen Hyperthermie dienen.

Das Vierzellenbad.

Die Konstruktion des Vierzellenbades, das von Schnée auch für die Diathermie empfohlen wurde, kann als bekannt vorausgesetzt werden. Die vier mit Kochsalzlösung gefüllten Wannen stellen im Prinzip nichts anderes dar als eine besondere Art von Elektroden, die sich den eingetauchten Extremitäten in vollendeter Weise anpassen.

Beabsichtigt man, mit dem Vierzellenbad eine Allgemeinwirkung auszuüben, dann muß man den Strom auf die vier Extremitäten in möglichst gleicher Dichte verteilen. Dies wird erreicht, wenn man die Ein- und Austrittsstellen für den Strom ihrem Querschnitt nach ungefähr gleich macht. Man verbindet zu diesem Zwecke je zwei Wannen mit dem einen, die beiden andern mit dem zweiten Pol des Diathermieapparates. In welcher Weise man dabei kombiniert, ist ziemlich gleichgültig.

Aber auch bei dieser Schaltung wird die Körpererwärmung keine vollkommen gleichmäßige sein. Es ist nicht zu verhindern, daß die Wärme in den Armen und Beinen vor allem an jenen Stellen, wo sie den geringsten Durchmesser aufweisen, stärker verspürt wird als im übrigen Körper. Durch den gegebenen Leitungsquerschnitt der Extremitäten wird auch die maximal anwendbare Stromstärke praktisch beschränkt. Dieser Übelstand kann zum Teil durch einen kleinen Kunstgriff, wie ich ihn häufig gebrauche, behoben werden. Legt man dem im Vierzellenbad befindlichen Patienten eine breite Rückenelektrode auf, bestehend aus einer Metallplatte, die mit einer mehrfachen Lage kochsalzdurchtränkter Gaze oder Watte bedeckt ist, verbindet diese mit dem einen Pol des

Apparates, während man alle vier Wannen gleichzeitig an den andern Pol anschließt, so kann man damit die Übergangsfläche für den Strom und infolgedessen auch die Stromstärke ganz wesentlich vergrößern, ohne daß man eine lokale Überhitzung in den Extremitäten bekommt.

Das Kondensatorbett.

Das von Apostoli in die Hochfrequenztherapie eingeführte Kondensatorbett ist eine Art Chaiselongue, deren Liegefläche aus einer Hartgummiplatte besteht. An der Unterseite dieser Gummiplatte befindet sich eine etwas kleinere Platte aus Zink oder Aluminiumblech, welche mit dem einen Pol des Hochfrequenzapparates in Verbindung steht. Der Patient, der angekleidet auf dem Bett liegt, hält eine stabförmige Elektrode in beiden Händen, zu welcher eine Zuleitung von dem zweiten Pol des Apparates führt. Der sekundäre Stromkreis ist also bei dieser Anordnung nicht geschlossen, sondern durch einen Nichtleiter, die Hartgummiplatte, unterbrochen. Zu beiden Seiten des Nichtleiters befindet sich je ein Leiter von bestimmter Kapazität, der menschliche Körper und die Blechplatte, welche in dieser Anordnung gleichsam die Belege eines Kondensators darstellen, dessen Dielektrikum die Hartgummiplatte ist. Daher auch der Name Kondensatorbett.

Ohne daß auf eine physikalische Beweisführung hier eingegangen werden kann, sei hervorgehoben, daß Hochfrequenzströme die Fähigkeit besitzen, auch in Stromkreisen zu zirkulieren, die von Kondensatoren unterbrochen sind. Die Ladungsströme, welche in die Kapazität des menschlichen Körpers fließen, müssen hierbei die beiden Arme passieren. Dadurch kommt es zu dem gleichen wie beim Vierzellenbad konstatierten Übelstand, daß infolge des geringen Leitungsquerschnitts insbesondere an den Handgelenken die Erwärmung eine unerwünscht hohe wird, der gegenüber die Allgemeinerwärmung in den Hintergrund tritt.

Ungleich zweckmäßiger für eine gleichförmige Durchwärmung des Körpers ist das Kondensatorbett in seiner von Schittenhelm verbesserten Form, wie es von Reiniger, Gebbert und Schall hergestellt wird. Bei diesem befinden sich unter der Hartgummiplatte vier Belege in Form von vier großen Blechelektroden, welche jedoch untereinander in keinem leitenden Zusammenhang stehen. Zwei derselben entsprechen, wenn der Patient auf dem Bette liegt, dessen Schultern, die beiden andern dem Gesäß bzw. den Beinen. Zum Unterschied von der älteren Methode nach Apostoli, bei welcher der zu Behandelnde eine Elektrode mit den Händen umfaßt oder ihm eine solche auch auf verschiedene Körperteile aufgelegt werden kann, ist der Patient hier in keiner direkten Verbindung mit dem Apparat. Nur die vier Elektroden des Kondensatorbettes werden an die Klemmen des Diathermieapparates angeschlossen und zwar in einer Kombination, die analog den vier Wannen des Zellenbades verschieden gewählt werden kann. Eine eigene Schaltvorrichtung erleichtert das rasche Umschalten (Fig. 25).

Die Durchwärmung wird am gleichmäßigsten sein, wenn man je zwei und zwei der Elektroden gleichpolig verbindet. Will man eine mehr lokale Erwärmung der einen Schulter oder der einen Hüfte, so kann man auch die betreffende Elektrode isoliert an den einen Pol, die drei andern zusammen an den zweiten Pol anhängen. Natürlich läßt sich das Bett auch nach Art der alten Methode von Apostoli verwenden.

Auch bei der Anwendung des Kondensatorbettes nach Schittenhelm befindet sich der Patient nicht in einem in sich geschlossenen Stromkreis, er wird ja durch die Hartgummiplatte von den Elektroden

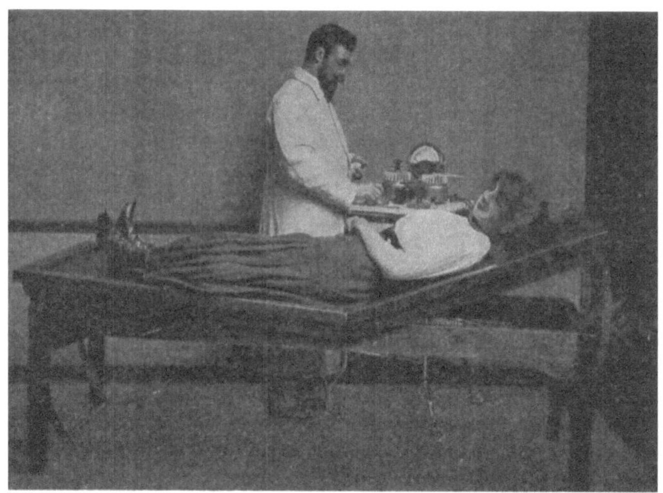

Fig. 25. Die Behandlung am Kondensatorbett.
(Reiniger, Gebbert & Schall.)

getrennt. Die in diesen rasch wechselnde Spannung wirkt aber auch durch den Isolator, das Dielektrikum, hindurch auf den Körper und dessen Ionen ein, es kommt zu einem Schwingen derselben im Tempo des Spannungswechsels, zu sogenannten Verschiebungsströmen, deren Wärmebildung zu einer universellen Temperaturerhöhung führt.

Daß solche Ströme im Körper tatsächlich zustande kommen, wurde von Schittenhelm durch folgenden Versuch gezeigt. Einem auf das Kondensatorbett aufgebundenen Hunde wurde eine nadelförmige Elektrode mit glasisoliertem Handgriff bei gestrecktem Kopf in den Oesophagus eingeführt und eine ebensolche, ca. 15 cm hoch in das Rektum geschoben. Ein Amperemeter, das zwischen beide Elektroden eingeschaltet war, zeigte trotz des hohen Widerstandes einen Ausschlag von 150 Milliampere.

Der Vorteil des Kondensatorbettes ist der, daß bei Vermeidung einer lokalen Überhitzung die allgemeine Wärmewirkung rein zur Geltung kommt. Diese ist ganz beträchtlich. So konnte Schittenhelm, der die biologischen Erscheinungen dieser Methode eingehend studierte (siehe S. 93), bei einer Stromstärke von 3 Ampere in einem Zeitraum von 10—20 Minuten eine durchschnittliche Erhöhung der Bluttemperatur, anal gemessen, von 0,2 bis 0,4° C nachweisen. Von dieser Methode, die bis jetzt noch so gut wie gar nicht zu Heilzwecken ausgewertet wurde, ist voraussichtlich noch mancher therapeutische Erfolg zu erwarten.

Das Solenoid.

Zur Erzeugung einer Allgemeinerwärmung, allerdings sehr bescheidenen Grades, kann auch ein Verfahren Anwendung finden, das in der Hochfrequenztherapie unter dem Namen der Autokonduktion bekannt ist.

Man ist heute wohl allgemein der Ansicht, daß der physiologische wie therapeutische Effekt dieser Methode auch in jener Form, wie sie von d'Arsonval vorgeschlagen wurde, im wesentlichen auf die Wärmebildung der Hochfrequenzströme zurückzuführen ist. Wenn heute diese Wärmewirkungen bei Anwendung des Solenoids (und das gleiche gilt auch für das Kondensatorbett) eklatanter hervortreten, so ist dies nur den bedeutenden Mengen elektrischer Energie zuzuschreiben, welche uns unsere neuen Hochfrequenzgeneratoren zur Verfügung stellen. Der Unterschied ist demnach im Grunde genommen nur ein quantitativer. Der heute exakt nachweisbare physiologische Effekt muß aber auch gleichzeitig jene Einwände zum Schweigen bringen, die in der Autokonduktion nichts anderes als eine Suggestionstherapie erblicken wollten.

Bei der Autokonduktion befindet sich der Patient sitzend oder stehend in einem Käfig, dem großen Solenoid, das im wesentlichen aus einem in Spiralen angeordneten dicken Leitungsdraht besteht, in dessen Windungen der Schwingungsstrom pulsiert. Der Behandelte wird also nicht vom Strom durchflossen, sondern vielmehr nur umflossen, er befindet sich nicht in dem Stromkreis selbst, sondern nur in der Wirkungssphäre desselben, in seinem elektromagnetischen Kraftfeld.

Wenn man in eine von einem Wechselstrom durchflossene Drahtspule einen Kern aus weichem Eisen bringt, so werden in diesem Induktionsströme erzeugt. Solche in zusammenhängenden Leitungsmassen entstehende Induktionsströme heißen Foucaultsche oder Wirbelströme. In gleicher Weise müssen wir uns die Wirkung des Hochfrequenzstromes auf den von ihm umkreisten Körper vorstellen. Die in diesem erregten Wirbelströme setzen sich so wie in dem Eisenkern in Wärme um.

Daß im großen Solenoid die Wärmebildung erhöht ist, ist seit langem bekannt und wurde zuerst von d'Arsonval am Menschen beobachtet, von Bordier und Lecomt durch Tierversuche experimentell bestätigt. Allerdings waren diese Forscher der Ansicht, daß die konstatierte erhöhte Wärmeabgabe auf eine Erhöhung des Stoffwechsels zurückzuführen sei, sie schrieben daher der Autokonduktion eine besondere Wirkung auf Stoffwechselerkrankungen zu. Die Diathermie hat uns zur Anschauung geführt, daß das Primäre nicht ein erhöhter chemischer

Umsatz, sondern vielmehr die Wärmebildung sei, die möglicherweise auch einen Einfluß auf die Stoffwechselvorgänge ausübt.

Der Diathermieapparat der Firma Reiniger, Gebbert und Schall ist ohne weiteres auch zur Ausübung der Autokonduktion geeignet, der von Siemens und Halske bedarf für diesen Zweck noch eines besonderen Zusatzkondensators.

Zum Anschluß des Solenoids wird bei ersterem Apparat auf „Kaustik stark" eingestellt und die Spannungskurbel so lange gedreht, bis das Amperemeter die gewünschte Stromstärke anzeigt, in der Regel 2,5 Ampere. Die Lampe eines der bekannten Demonstrationsringe, der nur aus drei Windungen besteht, leuchtet hell auf und kann bei wagerechter Stellung des Ringes trotz ihres hohen Energieverbrauches — zum Versuche dienen Lampen von 24 Volt — zum Durchbrennen gebracht werden.

Wenn wir von der Anschauung ausgehen, daß die Autokonduktion eine Methode ist, den menschlichen Körper infolge der in ihm entstehenden Wirbelströme zu durchwärmen, so wird man trotz des nicht zu leugnenden Effektes vom physikalisch-technischen Standpunkt aus zugeben müssen, daß dieses Verfahren zur Erzeugung einer universellen Hyperthermie ein höchst unökonomisches ist, weil ja nur jener geringe Bruchteil der elektromagnetischen Kraftlinien, welche den Körper schneiden, für die Wärmebildung in Betracht kommt, weitaus der größere Anteil aber durch Streuung in den freien Luftraum zwischen Körper und Windungen des Solenoids gedrängt wird und dadurch für die Wärmebildung völlig verloren geht.

Um den dadurch entstehenden Verlust einigermaßen einzuschränken, hat Doumer (Lille) einen Gürtel zur Autokonduktion konstruiert, der den Zwischenraum zwischen Körper und Windungen auf ein Minimum herabsetzt und so die Kraftlinien zwingt, den Körper zu passieren. In der Tat ist die Wirkung dieses Gürtels eine derartige, daß man z. B. Uhren mit Stahlgehäuse, überhaupt größere Eisenkörper während der Behandlung nicht unter dem Gürtel tragen darf, da sich dieselben stark erwärmen. Der Patient selbst nimmt schon nach kurzer Zeit ein deutliches, allgemeines Wärmegefühl wahr.

Solche Gürtel werden auch zur lokalen Induktion für einzelne Körperteile angefertigt.

Die Gefahren der Diathermie.

Man hat vielfach die Diathermie als ein höchst gefährliches Verfahren dargestellt und die von verschiedenen Autoren ausgesprochenen Warnungen haben im Verein mit dem geheimnisvollen Ansehen, das die Hochfrequenzströme noch vielfach genießen, dazu geführt, vielen Ärzten eine unüberwindliche Scheu vor der elektrischen Wärmedurchstrahlung einzuflößen. Ich halte es daher für notwendig, auch zu diesem Punkte einige Worte zu sprechen.

Die Gefahren, welche man der Diathermie zugeschrieben hat, kann man als objektive und subjektive klassifizieren. Eine objektive

Gefahr sollte in der Konstruktion mancher Apparate liegen. Man befürchtete, daß unter Umständen die Hochfrequenz plötzlich in eine Niederfrequenz umschlagen könnte (Bernd). Bei den zur Diathermie verwendeten hohen Stromstärken würde es dabei natürlich zu einer sehr gefährlichen Faradisation kommen. Ein derartiger Zufall und damit eine durch den Apparat selbst bedingte Gefahr ist wohl bei der heute üblichen Anordnung der Schwingungskreise, vor allem bei den im zweiten Kapitel besprochenen Instrumentarien so gut wie ausgeschlossen.

Es bleibt demnach nur die subjektive Eventualität, daß der Patient durch eine ungenügende Beherrschung der Methode von seiten des Arztes gefährdet werden kann. Diese Gefährdung liegt hier wie in der Radiotherapie vor allem in einer Überdosierung, mit anderen Worten in einer Verbrennung. Daß diese Gefahr besteht, ist nicht zu leugnen, es ist aber ebenso unleugbar, daß sie mit Sicherheit vermieden werden kann, wenn der Arzt die Technik der Diathermie in genügendem Maße beherrscht.

Man darf hier wohl mit Berechtigung fragen: Welches therapeutische Verfahren ist, von einem Unerfahrenen ausgeübt, nicht gefährlich? Die Röntgenröhre in der Hand des radiologischen Laien, das Messer in der Hand eines Nichtchirurgen sind doch mindestens ebenso gefährliche Dinge. Aber wie man vom Radiologen, wie man vom Operateur die nötige Technik verlangen und voraussetzen muß, so gilt dies ebenso vom Physiotherapeuten. Der Unterschied in dem gegebenen Fall wäre nur der, daß die Technik der Diathermie unvergleichlich leichter und rascher zu erlernen ist. Derjenige, der mit einigem theoretischen Verständnis an die Sache herangeht, wird sich unschwer in kurzer Zeit das notwendige Maß von Technik aneignen, das zur therapeutischen Anwendung der Methode erforderlich ist.

Der beste Beweis, daß das Gefahrenmoment der Diathermie ein sehr geringes ist, ist wohl der, daß trotz der mehrjährigen und stets wachsenden Ausübung derselben bis jetzt noch kein nennenswerter Unfall bekannt geworden ist, obwohl das Verfahren, wie ich zu sehen Gelegenheit hatte, sehr häufig geradezu mit einem Überfluß an Verständnismangel ausgeübt wird.

Verbrennungen lassen sich unter allen Umständen vermeiden, wenn man auf jene Punkte achtet, die oben bereits hervorgehoben wurden und die hier nochmals in Kürze wiederholt seien.

Die Sensibilität des Patienten muß eine völlig intakte sein.

Die Elektroden müssen mit einer gutleitenden Flüssigkeit, am besten konzentrierten Kochsalzlösung, durchfeuchtet sein.

Der Strom ist nur bei aufgelegten Elektroden ein- bzw. auszuschalten.

Man stelle die Elektroden einander, womöglich direkt gegenüber und hüte sich, dieselben mit ihren Kanten einander zu nahe zu bringen.

Man überzeuge sich von Zeit zu Zeit, ob auch ihre ganze Oberfläche gleich gut leitet.

Bei Durchstrahlung der Bauchorgane verwende man nur große Elektrodenflächen bei entsprechender Stromstärke.

Die Einführung von Elektroden in Körperhöhlen ist mangels einer exakten Kontrolle bedenklich.

Viertes Kapitel.

Die biologischen Wirkungen der Diathermie.

1. Die Wirkung auf die motorischen und sensiblen Nerven.

Der fehlende physiologische Effekt und seine Erklärungsversuche.

Eine der augenfälligsten und daher bekanntesten Wirkungen des elektrischen Stromes ist sein erregender Einfluß auf motorische und sensible Nerven. War es ja gerade dieses Phänomen, das zur Entdeckung der strömenden Elektrizität durch Galvani führte. Der sensible, vor allem aber der motorische Reiz, den die verschiedenen elektrischen Entladungen auslösen, war durch Jahrzehnte hindurch bis auf unsere Tage Gegenstand des eifrigsten Studiums; umso überraschender mußte es sein, als plötzlich eine Form elektrischer Ströme, die Hochfrequenzströme, gefunden wurde, denen dieses immanente Merkmal bewegter Elektrizität, die Erregungsfähigkeit für Empfindungs- und Bewegungsnerven, abging. Allerdings waren die zuerst von Tesla dargestellten Ströme noch nicht von der Art, daß sie gar kein Stromgefühl oder gar keine Muskelzuckung mehr ausgelöst hätten; erst der Technik von heute ist es gelungen, die Hochfrequenzströme dieser Wirkungen vollkommen zu entkleiden. Immerhin mußte schon damals die außerordentlich geringe physiologische Wirksamkeit dieser Ströme auffallen und eine Erklärung fordern.

Bereits Tesla suchte diese „negative" Eigenschaft der Hochfrequenzströme zu erklären, ohne daß ihm dies jedoch in hinreichender Weise gelungen wäre. Korthals zog zur Erklärung die Kapazität des menschlichen Körpers heran, E. T. Houston die Selbstinduktion. Durch diese sollte ein Auseinanderdrängen der Stromlinien stattfinden und zwar so weitgehend, daß diese nur an der Oberfläche des Körpers verliefen. Bei metallischen, also selbstinduktiven Leitern ist allerdings eine solche Oberflächenverteilung des Stromes (Skineffekt) nachweisbar vorhanden und durch eine Reihe von charakteristischen Experimenten demonstrierbar, für elektrolytische Leiter, zu denen auch der menschliche Körper zählt, gilt jedoch die gleiche Annahme nicht.

Schon d'Arsonval wandte sich gegen diese Ansicht. Nernst erbrachte im Jahre 1897 den experimentellen Beweis, daß in flüssigen Leitern ein Auseinanderweichen der Stromlinien nicht vorkommt, und daß infolgedessen die darauf basierende Ansicht, daß die Hochfrequenzströme in den Körper nicht eindringen, falsch sei. Einthoven konnte dies auch auf mathematischem Wege bestätigen (1900). Trotzdem findet sich auch heute noch in medizinschen wie in physikalischen Lehrbüchern diese längst als falsch erkannte Erklärung.

Der erste, der hier den richtigen Weg zeigte, war d'Arsonval. Er sprach die Überzeugung aus, daß die Unerregbarkeit der Nerven einzig und allein durch die hohen Schwingungszahlen der Ströme bedingt sei. So wie der Sehnerv nur auf Ätherwellen von bestimmten Schwingungszahlen reagiert, so wie von dem Gehörnerv nur Schallschwingungen von begrenzter Frequenz empfunden werden, so sollten auch motorische und sensible Nerven nur durch bestimmte Stromfrequenzen erregbar sein. Die Frequenz der Teslaströme sei aber eine zu hohe, um von ihnen noch perzipiert werden zu können. Diese Darstellung ist allerdings keine eigentliche Erklärung des rätselhaften Phänomens, vielmehr nur eine gleichnisartige Nebeneinanderstellung von Tatsachen, von denen eine ebenso unverständlich ist wie die andere; aber sie erkannte wenigstens mit richtigem Blick, daß nicht die hohe Spannung der Teslaströme das Wesentliche sei für ihre geringe physiologische Wirkung, sondern ihre hohe Frequenz. Ich halte es nicht für überflüssig, nachdrücklich auf den Unterschied dieser beiden Begriffe hinzuweisen, weil sie auch in der heutigen medizinischen Literatur noch fortwährend miteinander verwechselt werden.

d'Arsonval wurde zu dieser Anschauung durch eine Beobachtung geführt, die er bereits im Jahre 1888 gemacht hatte. Er hatte damals gefunden, daß die muskuläre Erregbarkeit für elektrische Reize sinkt, wenn die Zahl derselben 3000 pro Sekunde übersteigt. Leider war es ihm mangels entsprechender Einrichtungen nicht gegönnt, das Abfallen der Erregbarkeit über 10 000 Reize pro Sekunde zu verfolgen. Erst durch die Einführung der Hochfrequenzströme durch Tesla wurde die Gültigkeit seiner Anschauung auch für sehr hohe „Reizreihen" bestätigt.

Daß es nicht die Spannung, sondern die hohe Periodenzahl ist, welche den Strom unfühlbar macht, beweist wohl am besten die Tatsache, daß die Diathermieströme, welche eine ungleich geringere Spannung haben als die d'Arsonvalströme, diesen doch an Reizlosigkeit überlegen sind.

Wie ist nun dieses eigentümliche Verhalten der Nerven gegenüber der Frequenz der Wechselströme zu erklären?

Die Theorie von W. Nernst.

Die einzige Theorie, welche uns hiervon eine genügend klare Vorstellung gibt und die gleichzeitig auf exakter mathematisch-physikalischer Basis ruht, ist die Theorie der elektrischen Nervenreizung von W. Nernst. Dieselbe geht von folgenden physikalischen Anschauungen aus:

Fließt ein elektrischer Strom durch eine Flüssigkeit, so werden unter dem Einfluß der elektromotorischen Kraft die Atome oder Atomgruppen derselben, welche elektrisch geladen sind, das sind die Ionen, in Bewegung gesetzt. Ist das Vorzeichen ihrer Ladung ein positives, so wandern sie zur Kathode (Kationen), ist es ein negatives, so gehen sie zur Anode (Anionen). Daselbst angelangt, geben sie ihre Ladung ab und werden als elektrisch neutrale Atome in Freiheit gesetzt, ein Vorgang, den man als elektrolytische Zersetzung bezeichnet. Diese Zersetzung findet ausschließlich an den Elektroden statt und ist von der im Innern der Flüssigkeit vor sich gehenden elektrolytischen Leitung, der Ionenwanderung, strenge zu unterscheiden.

Die Geschwindigkeit, mit welcher die Ionen sich verschieben, ist je nach ihrem atomistischen Charakter eine durchaus verschiedene. Es gibt leicht und schwer bewegliche, rasch und langsam wandernde Ionen. Dadurch kommt es nun zu einem eigentümlichen Folgezustand, nämlich einer Änderung der Flüssigkeitskonzentration in der Umgebung der beiden Elektroden. Wandern z. B. die Kationen zur Kathode rascher hin, gleichzeitig die Anionen von derselben langsamer weg, so wird die Konzentration der Ionen oder, was dasselbe ist, der Flüssigkeit im Bereiche der Kathode zunehmen. Das Gegenteil ist der Fall im Bereiche der Anode.

Leitet man den Strom nicht durch eine homogene Flüssigkeit, sondern durch zwei übereinander geschichtete Salzlösungen, die sich nicht zu rasch miteinander vermischen, etwa Jodkalium in Wasser und Jodkalium in Phenol gelöst, so findet an der Grenzfläche beider Medien, wie zuerst W. Nernst und E. H. Riesenfeld beobachtet und theoretisch entwickelt haben, gleichfalls eine solche Konzentrationsänderung der Salzionen statt, bestehend in einer Anhäufung oder in einer Verminderung derselben an dieser Stelle.

Auch den menschlichen Körper haben wir als ein System der Zusammensetzung und Konzentration nach verschiedener Elektrolyten aufzufassen. „In einem organisierten Gewebe haben wir aber außer mit wässerigen Lösungen noch mit dem Protoplasma zu tun, das wir als zweites Lösungsmittel ansehen können....... Da der Strom nämlich im wesentlichen keine anderen Änderungen hervorruft, als daß an der Grenze von Protoplasma und der dasselbe berührenden wässerigen Lösung eine Konzentrationsänderung eintritt, so haben wir hierin offenbar das erregende Moment zu erblicken" (W. Nernst).

Auf dieser Voraussetzung basierend, können wir nun nach Nernst das Erregungsgesetz für Wechselströme ableiten.

Da die Größe der Konzentrationsänderung von der Stromstärke abhängig und dieser direkt proportional ist, so müssen wir das gleiche auch von der Reizwirkung annehmen und schließen, daß diese in geradem Verhältnis mit der Stromstärke steigt. Als zweites wesentliches Moment kommt die Richtung des Stromes in Betracht. Da durch sie die Wanderungsrichtung der Ionen bestimmt wird, so gilt dasselbe auch für den Sinn der Konzentrationsänderung. Zwei kurze aufeinanderfolgende

Stromimpulse können sich nur dann in ihrer Reizwirkung verstärken, wenn sie gleichgerichtet sind, verlaufen sie entgegengesetzt, dann wird der Stromstoß in einer Richtung den in der entgegengesetzten Richtung verlaufenden paralysieren. Das ist der Fall beim Wechselstrom.

Soll dieser einen Reiz ausüben, dann muß die Konzentrationsänderung einer Halbwelle genügen, diesen Reiz zu setzen, sie muß die Reizschwelle überschreiten, da durch die nächstfolgende Halbwelle diese Konzentrationsänderung wieder rückgängig gemacht wird. Nun ist sofort einzusehen, daß mit steigender Frequenz der Reizwert sinken muß. Nehmen wir die Stromstärke als gegeben an, etwa 1 Ampere, so heißt dies: durch den Querschnitt des Leiters tritt in der Sekunde eine Elektrizitätsmenge von 1 Coulomb hindurch. Diese Elektrizitätsmenge wird nun durch so viele Stromstöße in Bewegung gesetzt, als der Wechselstrom Halbwellen pro Sekunde hat. Je größer diese Zahl, umso kleiner ist der Bruchteil, welcher von diesem Coulomb auf eine Halbwelle entfällt. Da aber die Wirkung des Stromimpulses von seiner Intensität, d. h. von der durch ihn in Bewegung gesetzten Elektrizitätsmenge abhängt, so ist ohne weiteres klar, daß mit steigender Wechselzahl die Reizwirkung sinken muß Sie ist nach **Nernst** umgekehrt proportional der Quadratwurzel aus der Frequenz. Wir haben demnach das Gesetz:

$$\text{Reizwirkung} = \frac{\text{i (Intensität)}}{\sqrt{\text{n}}\ \text{(Frequenz)}}$$

Die experimentellen Untersuchungen, die **Zeynek** mit sinusoidalen Wechselströmen anstellte, um die sensible Reizschwelle für verschiedene Stromfrequenzen zu ermitteln, haben für mittelhohe Periodenzahlen eine gute zahlenmäßige Übereinstimmung mit den theoretischen Forderungen **Nernsts** ergeben. Für sehr hohe Schwingungszahlen, wie sie den Hochfrequenzströmen eigen sind, scheint allerdings diese Übereinstimmung nicht mehr so exakt zu sein. Die von verschiedenen Forschern (**Zeynek** und **Bernd**, **Wertheim-Salomonson**, **Nernst** und **Barrat**) durch das Experiment gefundenen Zahlenwerte sind teils höher, teils niedriger als die, welche man durch Rechnung erhält. Der Grund hierfür ist offenbar der, daß es bis jetzt nicht möglich ist, vollkommen reine und ungedämpfte Schwingungsströme darzustellen. Die von der Poulsenlampe gelieferten Schwingungen sind höchst diskontinuierlich, untermischt mit langwelligen und unregelmäßigen Impulsen, die der Funkenstreckenapparate sind aber intermittierend und stark gedämpft. In keinem Falle haben wir es also mit kontinuierlichen sinusoidalen Wechselströmen hoher Frequenz zu tun, wie sie zur Untersuchung erforderlich wären und wie sie die Theorie voraussetzt.

Wir können uns aber hier mit der Tatsache begnügen, daß die Reizwirkung der Wechselströme mit steigender Frequenz abnimmt und daß diese Erscheinung in der Theorie **Nernsts** eine sehr gute Erklärung findet. Eine scharfe Grenze festzustellen, bei der der sensible und motorische Reizeffekt vollkommen erlischt, ist natürlich auch bei Festlegung einer bestimmten Stromstärke nicht möglich. Wir können jedoch annehmen, daß bei einer Periodenzahl von 1 Million pro Sekunde die Erregbarkeitsgrenze für motorische und sensible Nerven bereits überschritten ist.

Wenn in diesem Abschnitt die Theorie Nernsts auseinandergesetzt wurde, so geschah dies, weil dieselbe ein sehr anschauliches und klares Bild von dem Zusammenhang zwischen Stromfrequenz und Nervenerregbarkeit gibt. Über ihre prinzipielle Richtigkeit soll hier jedoch nicht diskutiert werden, auch soll die hier gegebene Darstellung, welche sich streng an die Ausführungen Nernsts anschließt, für meine späteren Auseinandersetzungen über die Stoffwechselwirkungen der Hochfrequenzströme nichts präjudizieren.

Neuere Untersuchungen haben gezeigt, daß auch innerhalb eines Elektrolyten und nicht nur an den Elektroden eine Elektrolyse auftreten kann. Befinden sich in einem Flüssigkeitsstromweg Diaphragmen aus Kollodium, Gelatine usw., so findet an diesen Membranen infolge der Änderung, welche sie auf die Geschwindigkeit der Ionen ausüben, eine Säure oder Alkalibildung statt. Die Bedeutung dieser „elektrodenlosen Elektrolyse", welche die Theorie fordert und das Experiment beweist, für die Erklärung der Nervenreizung ist in die Augen springend.

2. Die lokale Wärmewirkung.

Die Erwärmung eines homogenen Gewebes.

Die hervorragendste biologische Wirkung der Diathermie ist zweifellos ihr Wärmeeffekt, die Temperaturerhöhung, welche das vom Strom durchsetzte Gewebe erfährt. Dieser Erscheinung verdankt das Verfahren seinen Namen. Nachdem im physikalischen Teil die Entstehung und die Gesetze dieser Wärmebildung eingehende Erörterung fanden, haben wir uns hier nur so weit mit derselben zu beschäftigen, als der menschliche Körper als Leiter die Verhältnisse variiert und kompliziert.

Wenn man das tierische Gewebe einem Elektrolyten gleichsetzt, wie man dies faute de mieux tut, so ist das nur mit einigem Vorbehalt richtig. Schon das homogenste Gewebe ist wesentlich komplizierter als ein gewöhnlicher Elektrolyt, denn es besteht nicht nur aus Wasser, das eine Reihe anorganischer und organischer Substanzen wirklich oder kolloid gelöst enthält, sondern auch noch aus den kolloiden Bestandteilen des Zellgewebes und Protoplasmas. Nichtsdestoweniger können wir für unsere Zwecke diese Analogie ohne größere Fehler aufrecht erhalten.

Betrachten wir zunächst die Erwärmung eines homogenen Gewebes in diesem Sinne, z. B. eines Stückes parallelgefaserter Muskulatur unter dem Strom, so können wir, wie dies bereits oben geschehen, konstatieren, daß die Temperaturerhöhung an allen Punkten der interpolaren Zone eine gleichmäßige ist, wenn die Elektroden gleich groß sind, einander direkt und parallel gegenüberstehen und ihre Entfernung voneinander nicht mehr beträgt als das Eineinhalbfache ihres Durchmessers. Auch muß die Stromdichte eine derart mäßige sein, daß sie nicht von vornherein schwere chemische Veränderungen, wie Gerinnungen des Protaplasmas, verursacht, welche die Leitungsverhältnisse natürlich sofort ändern. Beachtet man diese Bedingungen, so bekommt man eine vollkommen homogene Durchwärmung, wie die Versuche Ullmanns im Wiener elektrotechnischen Institut ergeben haben. Die leichte Streuung der Stromlinien in der Mitte der Strombahn, welche immer dann vorhanden ist, wenn der Querschnitt des Durchstrahlungsobjektes größer ist als die Elektrodenfläche, wird durch die Wärmeleitung kompensiert.

Versuche, wie sie z. B. Klingmüller an Kaninchen angestellt hat, können für unsere Fragestellung überhaupt nicht herangezogen werden. Wenn Klingmüller, der die Bauchhöhle von Kaninchen durchwärmte, stets unter den Elektroden „eine sehr viel höhere Temperatur" konstatierte, so ist das selbstverständlich, weil ja die Baucheingeweide nichts weniger als ein homogener Leiter sind. Wie an anderer Stelle auseinandergesetzt wurde, kommt es hier zu einer ganz irregulären Stromverzweigung.

Die gleichzeitige Erwärmung von Geweben verschiedenen Widerstandes.

Wesentlich komplizierter gestaltet sich die Sachlage, wenn es sich nicht um die Erwärmung eines einzelnen, sondern um die gleichzeitige Durchstrahlung verschiedener Widerstände handelt, wie dies bei der Diathermie am Lebenden der Fall ist. Diese verschiedenen Widerstände sind hier durch die verschiedenen Gewebe gegeben, deren Leitvermögen ein in weiten Grenzen differentes ist.

Bereits Bernd und Preyß haben durch Untersuchungen an Leichen und Tieren, indem sie Thermometer in verschiedene Schichten einführten, konstatiert, daß die Erwärmung der einzelnen Parenchyme eine ungleichmäßige ist. Ihre Experimente ergaben, daß sich bei transversaler Diathermie einer Extremität am meisten die Haut erwärmt, dieser folgten in absteigender Reihe die Knochen, dann das Fettgewebe, dem die Nervensubstanz ungefähr gleichkam, und schließlich die Muskulatur. Bei longitudinaler Durchwärmung waren die Verhältnisse umgekehrt, so daß an erster Stelle die Muskeln, an letzter Stelle die Haut stand. Ähnliche Untersuchungen wurden auch von anderen Autoren (Nagelschmidt, Ullmann u. a.) gemacht. Die von diesen Untersuchern aufgestellten Skalen weichen jedoch untereinander wie auch von der Bernd-Preyßschen Reihenfolge weitgehend ab. Diese Unterschiede sind zum Teil durch die verschiedene Untersuchungsmethodik, zum Teil aber auch dadurch bedingt, daß der elektrische Widerstand der Gewebe selbst eine außerordentlich inkonstante Größe ist.

Die Untersuchungen über den Leitungswiderstand der menschlichen Gewebe sind ungeheuer zahlreich. Das Ergebnis all derselben ist das, daß wir heute nicht einmal das relative Größenverhältnis der verschiedenen Gewebswiderstände mit Sicherheit kennen, geschweige denn ihren spezifischen Leitungswiderstand. Das wird ohne weiteres verständlich, wenn man sieht, wie die meisten dieser Untersuchungen mit Außerachtlassung der primitivsten physikalischen Forderungen angestellt wurden, so daß ihre Resultate von vornherein als gänzlich wertlos bezeichnet werden müssen. Es ist hier nicht der Platz, diese Frage in extenso aufzurollen, ich will mich an dieser Stelle nur darauf beschränken, die Untersuchungen zu besprechen, die F. Wildermuth über dieses Thema angestellt hat, einerseits weil dieselben zu den wenigen gehören, die mit der notwendigen Korrektheit ausgeführt wurden, andererseits weil dieser Autor sich speziell der Diathermieströme bediente, um diese Frage zu lösen.

Wildermuth suchte den spezifischen elektrischen Widerstand und die spezifische Wärme verschiedener Organe an der Leiche zu bestimmen. Zu diesem Zweck benutzte er bei seinen Experimenten einen Diathermieapparat, dessen Strom er in eine verzweigte Leitung schickte. In dem einen Zweig derselben befand sich das zu untersuchende Gewebe, in dem andern ein veränderlicher Flüssigkeitswiderstand. Das Gewebe war in einen Glaszylinder von bekannter Länge und bekanntem Querschnitt eingeschlossen, in einem gleichen Zylinder befand sich als variabler Vergleichswiderstand eine 0,5 proz. Kochsalzlösung. Durch Verschieben der Elektroden, welche sich gleich Kolben in diesem letzteren Zylinder bewegen ließen, wodurch die Länge der Flüssigkeitssäule verändert wurde, konnte es erreicht werden, daß die Intensität des Stromes, die durch zwei Hitzdrahtamperemeter gemessen wurde, in beiden Zweigleitungen die gleiche wurde. In diesem Fall mußten auch die Widerstände gleich groß sein. Da der spezifische Widerstand einer 0,5 proz. Salzlösung bei verschiedenen Temperaturen bekannt ist, so ließ sich auch deren Gesamtwiderstand berechnen. Damit war aber auch gleichzeitig der Widerstand der Gewebssäule gefunden. Aus diesem läßt sich nun ebenfalls durch Rechnung der spezifische Widerstand des Gewebes (σ) ableiten mit Hilfe der Formel $w = \sigma\, l/q$ (siehe S. 29). Auf eine genauere Beschreibung der Versuchsdurchführung kann hier nicht eingegangen werden, desgleichen nicht auf die Methode, durch welche Wildermuth in analoger Weise die spezifische Wärme feststellte. Diesbezüglich sei auf die im Literaturverzeichnis angeführte Arbeit Wildermuths verwiesen. Hier seien nur deren Ergebnisse angeführt.

Setzt man den Widerstand einer 0,5 proz. chemisch reinen Kochsalzlösung bei 18° C = 1, so beträgt der spezifische Widerstand von

Fettgewebe	19,4
Gehirn	5,5—6,8
Lunge	3,5—4,0
Leber	2,8—3,3
Haut	2,5—3,0
Muskel	1,2—1,5

Der spezifische Widerstand des reinen Knochens konnte nicht gemessen werden, da bei den zur Verfügung stehenden Spannungen keine meßbaren Stromintensitäten durch denselben hindurchgetrieben werden konnten.

Den geringsten Widerstand zeigt Aszitesflüssigkeit, er ist kleiner als 1; Blut und sämtliche Gewebe dagegen überschreiten die Einheit. Unter letzteren steht an höchster Stelle das Fettgewebe. Es stimmt dies mit der Erfahrung, daß reines Fett, z. B. Öl, ein guter Isolator ist und als solcher auch in der Elektrotechnik Verwendung findet (Öltransformatoren).

Da Serum die bestleitendste Substanz des menschlichen Körpers ist, so kann man meiner Ansicht nach im allgemeinen sagen, daß ein Organ die Elektrizität umso besser leitet, je größer sein Serum- bzw. Blutgehalt und je kleiner sein Fettgehalt ist. Bei entzündlichen Prozessen, die mit seröser Exsudation einhergehen, sinken die Widerstandswerte bedeutend. Der wechselnde Blutgehalt erklärt es, daß auch das Leitvermögen des Fettgewebes beim Menschen ein sehr variables ist. Wildermuth fand seinen Widerstand bei dicken Leuten meist kleiner als bei mageren.

Der bedeutende Fettgehalt verleiht auch dem Gehirn einen hohen elektrischen Widerstand. Seine spezifische Wärme beträgt 0,8—0,85.

Den Widerstand der Lunge zu bestimmen, ist außerordentlich schwer, da er nicht nur durch den Blutgehalt, sondern auch durch den wechselnden Luftgehalt variiert wird. Schon eine leichte Kompression des Gewebes setzt ihn wesentlich herab.

Desgleichen schwankt die Leitfähigkeit der Leber je nach ihrem Bindegewebsreichtum in weiten Grenzen. Eine geringgradige Induration gibt schon einen bedeutenden Ausschlag.

Auffallend niedrig sind die Widerstandswerte, welche Wildermuth für die Haut findet. Er selbst sucht diese Abweichung von den Angaben anderer durch die Annahme zu erklären, daß die veränderte Hautbeschaffenheit an der Leiche deren Widerstand erniedrige. Man sollte dagegen meinen, daß der fehlende Blutgehalt und der nicht wieder ersetzte Wasserverlust durch Verdunstung den Widerstand eher erhöht als herabsetzt.

Für den elektrischen Widerstand des Darmes lassen sich wohl kaum bestimmte Zahlen aufstellen. Derselbe ist durchaus abhängig von seinem Inhalt; besteht dieser aus Luft, so ist eine Leitung überhaupt nur längs der Darmwand möglich, ist er dagegen breiig-flüssig, so kann er besser leitend sein als das organische Gewebe. Dieses selbst hat einen spezifischen Widerstand von 1,5—1,97 und eine spezifische Wärme von 0,75—0,81.

Einen niedrigen Widerstand zeigt der Muskel, er beträgt in der Faserrichtung gemessen 1,2—1,5, seine spezifische Wärme 0,84—0,90.

Bekanntlich nimmt der Leitungswiderstand der Elektrolyte mit zunehmender Temperatur ab. Wildermuth fand, daß diese Abnahme bei organischen Geweben keine gleichmäßige ist, daß sie vielmehr innerhalb bestimmter Temperaturbereiche in verschiedener Steilheit erfolgt. Es ergab sich dabei die interessante Beobachtung, daß die menschlichen Organe innerhalb der vitalen Temperaturgrenzen am raschesten in ihrem Leitungswiderstand abfallen. Bei einem Anstieg von 37—42° C sinkt der Widerstand relativ am schnellsten (Fig. 26). Erst wenn das Gewebe koaguliert, tritt plötzlich ein enormes Anwachsen des Widerstandes ein, ein Moment, dessen Bedeutung für die chirurgische

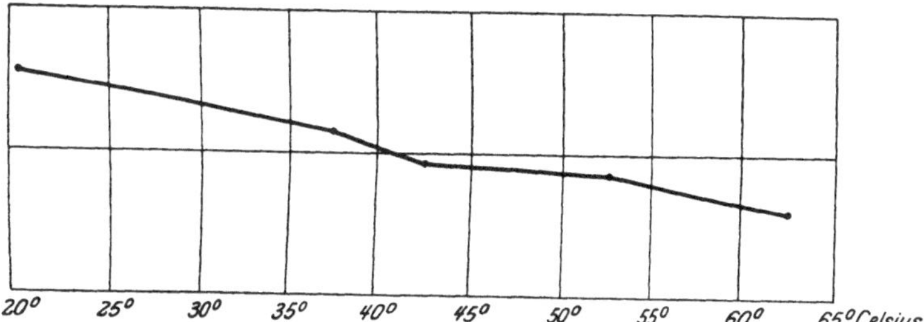

Fig. 26. Leitungswiderstand des Muskels bei verschiedenen Wärmegraden (nach Wildermuth).

Diathermie später besprochen werden soll. Da bei der Diathermie als Wärmetherapie die Temperaturerhöhung der Gewebe nur wenige Grade beträgt, so spielt die Veränderung des Widerstandes hier praktisch keine Rolle.

Die von Wildermuth festgestellten Widerstandswerte wurden an der Leiche gefunden, es ist deshalb nicht zulässig, dieselben unmittelbar auf den lebenden Körper zu übertragen. Da einerseits die in cadavere fehlende Blutbewegung, andererseits die Wasserverdunstung und die auftretenden chemischen Veränderungen das Leitvermögen der Organe notwendigerweise verändern, so können die hier aufgestellten Werte für den Lebenden nur eine annäherungsweise Geltung beanspruchen. Da wir aber keine Methode besitzen, solche Widerstandsmessungen während des Lebens selbst auszuführen, sind derartige Untersuchungen immerhin von Wert und zweifellos von größerem Wert als rein theoretische Spekulationen.

Der menschliche Körper als ein System von Widerständen.

Werden verschiedene Widerstände gleichzeitig vom Strom durchflossen, so hängt die Erwärmung jedes einzelnen nicht nur von seiner absoluten Größe, sondern auch von seiner Anordnung im Stromkreis ab, wie wir im physikalischen Teil gesehen haben. Sind sie hintereinander oder in Serie geschaltet, so wird sich der größte Widerstand am meisten erwärmen. Umgekehrt wird bei Nebeneinander- oder Parallelschaltung der kleinste Widerstand die höchste Temperatur aufweisen. Als Beispiel für die Serienschaltung haben wir die Querdurchstrahlung einer Extremität, als Beispiel für die Parallelschaltung die Längsdurchstrahlung derselben angenommen. Nun ist es an der Zeit, diese sehr schematischen Vorstellungen der Wirklichkeit entsprechend zu berichtigen.

Legt man von zwei Elektroden die eine an der Handfläche, die andere an der Schulter an, so ist das nur ein sehr unreines Exempel für eine Parallelschaltung. Bevor der Strom in den Querschnitt der Extremität eintritt, hat er beiderseits an den Elektroden die Haut und das Unterhautzellgewebe zu überwinden. Diese sind hintereinander geschaltet und dienen gleichsam als Vorschaltwiderstände, wie man dies in der Elektrotechnik nennt. Nur diejenigen Strommengen, welche diese beiden Widerstände hintereinander passieren, können sich dann parallel auf den Querschnitt verteilen. Wir haben es also hier mit einer Kombination von Serien und Parallelschaltung zu tun.

Noch komplizierter sind die Verhältnisse bei der transversalen Diathermie einer Extremität. Zunächst muß der Strom hier wieder Kutis und Subkutis der Reihe nach durchsetzen, dann aber stößt er auf Leiter, die Muskeln, das intramuskuläre Bindegewebe, die Nerven, Blutgefäße, Knochen, die zum Teil hintereinander, zum Teil nebeneinander angeordnet sind. Hier wird der Strom sich seinen bequemsten, das heißt den Weg des geringsten Widerstandes wählen. So wird er nicht, um in Serie zu bleiben, in kürzester Verbindung von Elektrode zu Elektrode den Knochen traversieren, sondern er wird sich um den Knochen herum durch die Muskeln, längs deren Gefäße usw. seine Bahn suchen. Durch den Knochen selbst wird nur ein verschwindender Anteil des Stromes gehen. Das Knochenmark, das von ihm gleich wie von einer Isolationsmasse umschlossen ist, wird aus diesem Grunde nur einen sehr langsamen Temperaturanstieg zeigen, der keineswegs seinem Widerstand in Serienschaltung entspricht. Wie ich mich an zahlreichen Leichenversuchen überzeugen konnte, ist die Erwärmung des Knochenmarks eine auffallend geringe und bleibt hinter der der anderen Schichten ziemlich stark zurück. Da der elektrische Strom gleichsam elektiv vorgeht, wird er auch die schlecht leitenden Nerven vermeiden, wo er sie umgehen kann.

Unsere Erwartung, daß sich die einzelnen Gewebe nach der Größe ihres Widerstandes erhitzen, wird sich also nicht erfüllen, denn wir haben es nicht mit einer Serienschaltung zu tun, wie wir des Schemas halber angenommen haben, sondern mit einer sehr verwickelten Kombination von Serien- und Parallelschaltung. Es ist deshalb auch gänzlich falsch, wenn man aus der Erwärmung der einzelnen Gewebe, wie man sie bei der Querdurchstrahlung einer Extremität erhält, einen Rückschluß auf die Widerstände derselben machen würde und etwa die Erwärmungsskala als eine Widerstandsskala auffassen wollte.

Durch diese recht komplizierte Schaltungsanordnung von Widerständen der verschiedensten Art werden die erwähnten Unterschiede in der Erwärmung geschaffen. Diese werden umso größer, je länger die Durchwärmung dauert, wie sich leicht aus einer einfachen Überlegung des Jouleschen Gesetzes ergibt. Der Wärmezuwachs, den jedes Parenchym entsprechend dem Produkte $i^2 \cdot w$ in der Zeiteinheit empfängt, ist ungleich groß, es wird daher das eine Gewebe langsamer, das andere rascher in seiner Temperatur steigen. Der absolute Abstand in der

Temperatur muß also mit der Dauer der Durchstrahlung zunehmen. Diese Temperaturkontraste würden beliebig anwachsen können, wenn nicht zwei Faktoren denselben entgegenwirken würden, es sind dies die Blutzirkulation und der Wärmeausgleich durch Leitung.

Der Einfluß der Blutzirkulation und der Wärmeleitung.

Die Blutzirkulation bedingt eine Verschleppung der an Ort und Stelle erzeugten Wärme, sie sucht die lokale Anhäufung der Wärme zu verhindern, indem sie diese fortführt und an einer entfernten Stelle zur Ausscheidung bringt, ihr Einfluß ist somit ein nivellierender. Diese Wirkung der Blutbewegung ist eine umso größere, als durch die Diathermie selbst eine hyperämische Reaktion erzeugt wird, d. h. eine Vermehrung und Beschleunigung des Blutstromes.

Diesen physiologischen Verhältnissen ist es auch zuzuschreiben, daß den seit altersher geübten thermischen Prozeduren eine so geringe Tiefenwirkung zukommt. Da das tierische Gewebe, vor allem die Haut, ein schlechter Wärmeleiter ist, so rückt die oberflächlich applizierte Wärme nur ganz langsam in die Tiefe vor; bevor sie aber noch in eine einigermaßen erhebliche Tiefenschicht gelangt, wird sie bereits durch den reaktiven Blutstrom entführt. In gleichem Sinne ausgleichend auf die Temperaturunterschiede wie der Blutkreislauf wirkt auch der Wärmeaustausch durch Leitung oder Konvektion.

Durch diese beiden Faktoren werden die Temperaturkontraste, wie sie durch die ungleichen Widerstände bedingt werden, erheblich gemildert, aber doch nicht völlig beseitigt. Ihr Einfluß wird durch die kontrastbildende Wirkung des Stromes überstimmt. Erst dann, wenn die Durchstrahlung unterbrochen wird, kommen sie allein zur Geltung und suchen nun die lokale Wärmestauung zum völligen Verschwinden zu bringen.

An der Leiche, wo allerdings nur die eine dieser Komponenten, nämlich die Wärmeleitung, wirksam ist, kann man dieses Abklingen der Erwärmung messend verfolgen. Man beobachtet hier, wie mich meine Untersuchungen lehren, stets folgende Erscheinung. Diejenigen Schichten, die in der Erwärmung zurückgeblieben sind, zeigen auch nach dem Aussetzen des Stromes noch eine weitere Temperaturerhöhung, während die höchsttemperierten Gewebe langsam abfallen. Die Muskeln, vor allem aber die Haut, im Kontakt mit der kälteren Luft sinken langsam, aber kontinuierlich in ihrer Temperatur; das Knochenmark dagegen, das in seiner Erwärmung meist am weitesten zurück ist, nimmt aus seiner Umgebung Wärme auf und geht in seiner Temperatur noch weiter in die Höhe. Infolge seiner zentralen Lage hält es seine Wärme aber auch am längsten und man kann im weiteren Verlaufe der Abkühlung schließlich konstatieren, daß die Situation sich umkehrt und daß das Knochenmark von allen Teilen die höchste Temperatur aufweist. Das stimmt mit der klinischen Erfahrung, daß die Patienten stundenlang nach der Behandlung eine Wärmeempfindung in der Tiefe angeben, selbst dann noch, wenn an der Haut eine solche nicht mehr nachweisbar ist.

Blickt man zurück und betrachtet den Komplex von Einflüssen, welche für die Erwärmung der verschiedenen Gewebe mitbestimmend sind, den spezifischen Leitungswiderstand, die spezifische Wärme, die Stromintensität, den Blutkreislauf, die Wärmeleitung und anderes, so wird man einsehen, daß diese Verhältnisse der mathematischen Analyse nicht mehr zugänglich sind. Man begreift, wie grau alle Theorie wird, wenn man an die Erscheinungen am Lebenden selbst herangeht. Hier kann uns wohl die Physik das Verständnis für manches erleichtern, es bilde sich aber niemand ein, daß er die Diathermie auch nur annähernd verstehe, selbst wenn er in der Theorie und Technik der Hochfrequenz noch so gut zu Hause ist und vielleicht ein paar Versuche an einem Stück Fleisch gemacht hat. Nur die klinische Erfahrung ist imstande, uns ein richtiges Bild von den Wirkungen der Diathermie zu geben.

Die Toleranz der Gewebe für Wärme.

Jedes Gewebe wird bei einer bestimmten Temperaturhöhe dauernd geschädigt. Die Schädigungsgrenze liegt jedoch für die diversen Gewebe nicht gleich hoch, sie ist verschieden:

1. nach der Art der applizierten Wärme;
2. nach der Art des Parenchyms;
3. nach individuellen Einflüssen.

Es ist eine besonders von Ullmann betonte Erfahrung, daß feuchte Wärme von der Haut wesentlich besser vertragen wird als trockene. Es rührt dies wohl daher, daß die Haut infolge ihrer gleichzeitigen Durchfeuchtung die Wärme besser leitet und diese sich daher rascher und gleichmäßiger verteilt. Dieser Umstand ist insofern für die Diathermie von Bedeutung, als bei gut durchfeuchteten Elektroden die Epidermis und Kutis höhere Wärmegrade ohne dauernde Schädigung vertragen. Die Grenze der Toleranz liegt bei ca. 45° C. Eine höhere Temperatur ruft in der Regel eine schmerzhafte Reaktion hervor, vor allem dann, wenn sie unvermittelt einwirkt.

Was die Art des Parenchyms betrifft, so ist zunächst hervorzuheben, daß Schleimhäute infolge ihrer dauernden Schleimsekretion gegen Wärme widerstandsfähiger sind als die äußere Haut. Vagina und Rectum vertragen durch Stunden Thermoapplikationen von 45—46° C (Ullmann). Es ist anzunehmen, daß auch die einzelnen Zellgewebe eine differente Empfindlichkeit für Wärme besitzen, obwohl exakte histologische Untersuchungen über diesen Punkt noch ausständig sind. Sie wären für die Diathermie zweifellos von Interesse mit Rücksicht auf das Problem, Bakterien im lebenden Gewebe ohne Schädigung des letzteren abzutöten. Doyen behauptet, daß die normalen Gewebszellen im Durchschnitt bei 60° C dauernd in ihren Lebensfunktionen gehemmt werden. Neoplasmazellen sollen dagegen wärmesensibler sein und bereits bei 50—55° C zugrunde gehen.

Die physiologische Grenze von 60° C erscheint etwas hoch, wenn man sie mit den von Ullmann an der Haut und an den Schleimhäuten ausgeführten Messungen vergleicht und andererseits in Parallele stellt mit den an lebenden Blutzellen gemachten Beobachtungen. Leukozyten verlieren bereits bei 50° C ihre Bewegungsfähigkeit, ihr Plasma gerinnt unter Vakuolenbildung, es tritt Wärmestarre ein (W. Kühne). Auch an den roten Blutkörperchen konstatiert man bei dieser Temperatur teils Koagulation, teils Gestaltveränderung mit teilweisem Zerfall.

Schließlich bestehen auch individuelle Unterschiede in bezug auf die Wärmetoleranz. Ullmann gibt an, daß die Haut von rotblonden, sehr fetten Personen wie auch von Diabetikern gegen Wärme sensibler ist als die Haut von mageren und brünetten. Daß Kinder unter gleichen Bedingungen heftiger reagieren als Erwachsene, ist begreiflich.

3. Die hyperämisierende Wirkung.

Von allen Mitteln, welche eine lokale Hyperämie hervorzurufen imstande sind, ist nach Bier die Wärme das praktisch brauchbarste. Die Wärme führt bekanntlich in loco applicationis zu einer primären Dilatation der Hautgefäße durch Herabsetzung ihres Tonus. Die Erweiterung beschränkt sich nicht allein auf die Kapillaren, sondern betrifft auch die größeren Gefäße. Durch die Erweiterung ihres Lumens wird die in der Zeiteinheit hindurchtretende Blutmenge vermehrt, die Intensität der Strömung somit erhöht. Diesen Merkmalen entsprechend fassen wir mit Bier die Wärmehyperämie als aktive Hyperämie auf.

Sie ist nach unserer Vorstellung eine Reaktion, eine Abwehräußerung des Organismus, welche den Zweck hat, das Übermaß an zugeführter Wärme wieder auszugleichen. Das in den erweiterten Gefäßen strömende Blut vermehrt einerseits die Abgabe der Wärme von der Oberfläche durch Leitung und Strahlung, andererseits verteilt es dieselbe auf größere Körperbezirke, wodurch auch an anderen Orten ihre Ausscheidung ermöglicht wird. Das Blut übernimmt somit die Rolle eines Kühlstromes.

Die Größe der Hyperämie wird beeinflußt durch die Höhe der Temperatur, doch ist dabei bemerkenswert, daß nicht die höchsten Temperaturgrade den größten physiologischen Reflex auslösen, wie man vielleicht voraussetzen könnte; die Hyperämie hat vielmehr ein bestimmtes Temperaturoptimum, über welches hinaus sie nicht weiter zu-, sondern im Gegenteil abnimmt.

Auch die Diathermie erzeugt in der Regel eine örtliche Hyperämie. An der Kontaktstelle der Elektroden wie in deren nächster Umgebung sieht man eine reaktive Gefäßerweiterung, die sich wie die Tierversuche ergeben, auch auf die tieferen Schichten erstreckt. Sehr deutlich kann man sich diese hyperämische Wirkung am Kaninchenohr veranschaulichen. Nach Durchwärmung desselben erweisen sich im durchfallenden Licht nicht allein die kleinsten, sondern auch die Gefäße mittleren Kalibers erweitert. Bei der Diathermie des Beckens mittels einer Mastdarm- und Bauchdeckenelektrode sah Sellheim im Vaginalspiegel eine Rötung und Schwellung der Portio, die, anfänglich zunehmend, nach

Erreichung eines Maximums wieder etwas zurückging und nach Unterbrechung des Stromes einer Blaufärbung wich. Ein ähnliches Bild zeigten auch die Gefäße der Blase im Zystoskop. In gleicher Weise konnte Rautenberg eine Rötung der Kehlkopfschleimhaut mit Hilfe des Spiegels bei Durchwärmung des Kehlkopfes konstatieren. Sattler sah bei der Diathermie des Kaninchenauges auch mit ganz schwachen Strömen eine intensive Hyperämie des Ziliarkörpers, wie sie sonst nur durch schmerzhafte Reize, z. B. subkonjunktivale Injektionen erzielt wird.

Bei Anwendung großer Stromstärken oder bei langer Dauer der Sitzung kann die Hyperämie bei der Diathermie selbst so bedeutend werden, daß die Blutgefäße bersten und punktförmige Blutungen entstehen, wie die Experimente Vinajs dies dartun. Bei der Durchstrahlung von Kaninchen, denen er eine Elektrode am Rücken, eine zweite an der vorderen Bauch- oder Brustwand auflegte, zeigte sich eine beträchtliche Hyperämie der Rückenmuskeln und der Nieren mit zerstreuten Hämorrhagien. Das gleiche bestätigen die Versuche Hirschbergs.

Wenn somit auch außer Zweifel steht, daß die Diathermie hyperämisierend wirkt, so ist diese Reaktion doch nicht in allen Fällen gleich stark ausgesprochen. Die enorme Hyperämie, von der insbesondere französische Autoren berichten, scheint mir nicht allzu häufig vorzukommen, ich selbst wenigstens konnte mittels Diathermie niemals jene abundante Durchblutung der Haut erzeugen, wie sie für Heißluftapplikationen charakteristisch ist. Dagegen möchte ich betonen, daß ich eine Hyperämie, wenigstens eine solche der Haut, in manchen Fällen überhaupt fehlen sah. Nach der Behandlung zeigte das diathermierte Gelenk im Vergleich mit dem der gesunden Seite bezüglich der Blutfüllung keinerlei Unterschied. Umso auffallender war es, wenn man dann durch die Berührung mit der Hand den ganz bedeutenden Temperaturkontrast zwischen beiden Seiten feststellte. Gegenüber der eingangs entwickelten teleologischen Auffassung der Wärmehyperämie erscheint diese Tatsache etwas paradox. Sie zeigt uns, daß nicht so sehr die Wärme an sich, als vielmehr die sie charakterisierenden Momente wie Strahlung, mechanischer oder chemischer Reiz für die hyperämische Erweiterung der Gefäße ausschlaggebend sind.

Die graduellen Unterschiede in der Gefäßreaktion, die bei der Diathermie anscheinend vorkommen, sind, abgesehen von individuellen Verschiedenheiten, vom Elektrodendruck, von der erreichten Temperatur, meines Erachtens hauptsächlich auf die Verschiedenheit der verwendeten Instrumentarien zurückzuführen. Nach Erfahrungen mit verschiedenen Apparaten glaube ich die Beobachtung gemacht zu haben, daß die Hyperämie umso deutlicher zutage tritt, je unregelmäßiger der Generator (Funkenstrecke) arbeitet, d. h. mit andern Worten, je irregulärer der Schwingungsstrom ist.

Es ist bekannt, daß langwellige oder diskontinuierliche Wechselströme, wie z. B. die faradischen, bei genügender Stärke eine ausgesprochene Hautrötung erzeugen. Diese Rötung ist nicht durch die

Wärme, sondern durch den direkten elektrischen Reiz bedingt. Ist der Diathermiestrom untermischt mit solchen unregelmäßigen Impulsen, so werden dieselben zweifellos auf die Vasodilatatoren wirken und der hyperämische Effekt wird ein ausgesprochenerer sein als der, welcher durch Wärme allein zustande kommt.

Von der Blutbewegung praktisch nicht zu trennen ist die Lymphzirkulation. Wenn letztere auch nicht als einfacher Filtrationsvorgang aufgefaßt werden kann, so führt doch eine vermehrte Blutbewegung in der Regel auch zu einer Beschleunigung der Lymphbildung und -abfuhr. Die Hyperämie erzeugt also auch eine Hyperlymphie. Es kommt infolge der Wärmeeinwirkung zu einer vermehrten Durchfeuchtung des Gewebes, die, wie die Versuche von Heidenhayn, Schäffer u. a. lehren, selbst bis zum Ödem anwachsen kann. Diese seröse Durchtränkung ist ohne Zweifel für die später zu erörternde Wirkung auf Bakterien, Resorption und den ganzen lokalen Stoffwechsel von großer Bedeutung.

Ullmann konnte bei der Diathermie im Erwärmungsbezirk eine lokale Hyperleukozytose feststellen; dieselbe ist jedoch nicht so bedeutend wie die, welche durch anderweitige thermische Reize hervorgerufen wird.

4. Die antibakterielle Wirkung.

Bakterien sind nur innerhalb einer bestimmten Temperaturzone lebensfähig. In dieser haben sie ein gewisses Temperaturoptimum, das ihrem Wachstum am zuträglichsten ist; geht man über dieses hinaus, so wird ihre Fortpflanzungsfähigkeit geschädigt und bei Erreichung einer bestimmten Grenze ziemlich unvermittelt ganz aufgehoben. Diese Grenze liegt für verschiedene Bakterienarten verschieden hoch, bei manchen von ihnen nur wenige Grade über der normalen Körpertemperatur des Menschen.

Der Gedanke, pathogene Bakterien im lebenden Gewebe selbst durch Wärme abzutöten, ist nicht neu, insbesondere hoffte man dieses Ziel bei den thermosensiblen Tuberkelbazillen und Gonokokken zu erreichen. Leider waren die verschiedenen therapeutischen Versuche, welche man in dieser Absicht unternahm, infolge der Insuffizienz der Mittel bis jetzt negativ. Die Möglichkeit, mittels Diathermie eine Erwärmung beliebig tiefer Gewebsschichten zu erreichen, legte es nahe, dieses Problem von neuem anzugehen.

Zeynek hat bereits im Jahre 1907, also noch vor der offiziellen Bekanntgabe des von ihm erfundenen Verfahrens, darauf hinzielende Versuche angestellt. Lebenden Kaninchen wurden Aufschwemmungen von Diplokkokenkulturen (je 0,25 cm^3) teils subkutan, teils intramuskulär und intraartikulär injiziert und die betreffenden Partien dann durchwärmt. „Hierauf wurden Proben aus dem infizierten Gewebe entnommen; sie erwiesen sich bei der bakteriologischen Untersuchung als keimfrei. Das durchwärmte Gewebe ließ keine Änderung seiner normalen Funktionen erkennen. In infizierten, aber nicht durchwärmten Stellen verhielten sich die Kokken lange Zeit virulent" (v. Zeynek).

Auch in ihrer ersten Publikation weisen Zeynek und seine Mitarbeiter auf die Bedeutung der bakteriziden Wirkung der Diathermie hin. Später wurde von Laqueur diese Frage einem experimentellen Studium unterzogen.

Laqueur injizierte in die beiden Kniegelenke eines Kaninchens eine bestimmte Bakterienart in Reinkultur, wobei die für die beiden Seiten verwendeten Quantitäten gleich groß waren und in der Regel $\frac{1}{2}$ cm^3 Flüssigkeit betrugen. Unmittelbar nach der Injektion wurde eines der beiden Gelenke durch eine halbe Stunde diathermiert; dazu wurden zwei Elektroden von 12 cm^2 Fläche, mit Kochsalzlösung befeuchtet, verwendet. Mittels Kontrolle durch ein eingeschobenes Thermometer wurde darauf geachtet, daß die Temperatur der Haut 55^0 C nicht überstieg. Auf diese Weise konnten Schädigungen derselben hintangehalten werden. Nach beendeter Durchwärmung wurden sofort unter entsprechenden Kautelen die beiden Kniegelenke punktiert und von deren Inhalt wenige Tropfen auf Platten oder Röhrchen überimpft. Am zweiten Tage wurde eine ebensolche sterile Punktion zur Nachprüfung angestellt, eventuell am folgenden Tage noch eine dritte. Die Versuche wurden in ganz gleicher Weise für Gonokokken, Choleravibrionen, Pneumokokken und Eiterkokken vorgenommen. Das Ergebnis derselben war folgendes:

Gonokokken. Die Impfung aus dem behandelten Gelenk ergibt zahlreiche Kolonien von Gonokokken (als solche mikroskopisch identifiziert). Die Proben aus den diathermierten Gelenken zeigen dagegen in einem Röhrchen nur spärliches Wachstum, ein anderes Röhrchen erweist sich als steril. Ein zweiter Versuch, der der Kontrolle wegen gemacht wird, ergibt ein ganz analoges Resultat.

Choleravibrionen. Der Inhalt des nicht diathermierten Gelenkes zeigt auf Platten und in Röhrchen ein reichliches Wachstum, die Flüssigkeit aus dem behandelten Gelenk ist dagegen steril.

Pneumokokken. Die Punktionsflüssigkeit aus dem unbehandelten Gelenk ergibt ein reichliches Aufgehen von Kokken, aus dem Gelenkinhalt der diathermierten Seite lassen sich nur spärliche züchten.

Staphylo- und Streptokokken. Die Versuche mit diesen Bakterienarten ergeben ein negatives Resultat, indem eine Beeinträchtigung ihres Wachstums bei den therapeutisch zulässigen Wärmegraden nicht nachweisbar wurde. Nur am toten Kaninchen gelang es, bei einer Erhitzung auf 60^0 C einen merkbaren Einfluß auf ihr Wachstum auszuüben. Bei einem therapeutischen Versuch an einem Patienten, der einen Furunkel am Kniegelenk besaß, ließ sich gleichfalls mit Ausnahme der Schmerzstillung eine deutliche Beeinflussung des Krankheitsherdes nicht bemerken.

Aus den interessanten Versuchen Laqueurs läßt sich somit folgendes ableiten: es ist möglich, Bakterien, die gegen Wärme wenig resistent sind, wie Gonokokken, Choleravibrionen und Pneumokokken, durch Diathermie innerhalb des tierischen Körpers in ihrer Lebensfähigkeit und in ihrem Wachstum erheblich zu schädigen, ohne daß es dabei zu einer Verletzung des Gewebes zu kommen braucht. Eine volle Tötung ist dagegen unter den Bedingungen, wie sie bei den Versuchen gegeben waren, kaum zu erzielen. Allerdings waren hierbei die eingeeimpften Bakterienmengen ganz beträchtliche und es ist nicht ausgeschlossen, daß bei Infektion mit geringeren Quantitäten, bei länger dauernder oder mehrmaliger Durchstrahlung der Erfolg ein vollkommenerer wäre. Es ist aber immerhin von theoretischer wie von praktischer Bedeutung, daß die Diathermie auch in vivo eine nicht unbeträchtliche schädigende Wirkung auf Bakterien auszuüben imstande ist.

Wir sind wohl berechtigt, diese Wirkung in erster Linie als eine direkte Folge der Temperaturerhöhung anzusehen. In gleicher Weise, wie im Reagenzglas höhere Wärmegrade einen deletären Einfluß auf Bakterien ausüben, wirkt auch die Diathermiewärme hemmend auf ihr Wachstum und ihre Fortpflanzung. Wir dürfen aber nicht vergessen, daß daneben am Lebenden noch weitere Faktoren in Betracht kommen, welche in gleichem Sinne keimschädigend wirken; es sind dies die durch die Wärme ausgelöste Hyperämie und Hyperlymphie. Daß diese an sich bakterizide Eigenschaften zu entfalten vermögen (Stauung), wurde von Nötzel und Bier exakt nachgewiesen.

Wenn sich heiße Umschläge und andere lokale thermische Anwendungen entwicklungshemmend auch auf tiefer gelegene Infektionsherde erweisen, so kann dies wohl nur eine Folge der reaktiven Beschleunigung des Blut- und Lymphstromes sein, nachdem wir von unseren älteren Wärmeprozeduren eine nennenswerte Temperaturerhöhung schon in einer Tiefe von wenigen Zentimetern nicht mehr erwarten dürfen. Ob dabei das in die Lymphräume ausgetretene Serum im Sinne Buchners (Alexine) oder die dabei nachgewiesene Leukozytose nach Metschnikoff das eigentlich Wirksame ist, sei dahingestellt. Sicher ist nur, daß bei den alten Methoden der Wärmeanwendung die Hyperämie und die sie begleitende Hyperlymphie vor allem für ihre antibakterielle Wirksamkeit in Betracht kommen.

Anders scheinen mir die Verhältnisse bei der Diathermie zu liegen. Die reaktive Gefäßerweiterung spielt hier eine geringere Rolle, dagegen ist die Tiefenwirkung der Wärme eine ungleich höhere und wir werden wohl nicht fehlgehen, wenn wir dieser den Hauptanteil an der Wirkung zuschreiben. Diese Ansicht wird dadurch gestützt, daß es gerade die thermosensiblen Bakterien sind, welche durch die Diathermie geschädigt werden, während Staphylo- und Streptokokken nach den Versuchen Laqueurs sich refraktär verhalten. Wäre die Hyperämie bei der elektrischen Durchwärmung das Wesentliche, so könnten wir eine solche Schädigung auch für die Eiterkokken erwarten, deren Wachstum durch die Hyperämie, wie wir den Versuchen Nötzels und Biers entnehmen, deutlich gestört wird.

5. Die schmerzstillende Wirkung.

Es ist eine von allen Autoren übereinstimmend gemeldete Beobachtung, daß die Diathermie hervorragend schmerzstillende Eigenschaften besitzt. Diese Wirkung tritt mit solcher Regelmäßigkeit ein, daß man sie fast als eine spezifische bezeichnen kann (Delherm und Laquerrière). Meist macht sie sich auch mit besonderer Raschheit bemerkbar, schon während der Durchstrahlung ist in der Regel bei schmerzhaften Affektionen ein deutliches Nachlassen der Schmerzen zu konstatieren. Handelt es sich um ein entzündetes Gelenk, so verschwindet mit dem Schmerz die durch ihn reflektorisch bedingte Bewegungseinschränkung.

Welches sind nun die Ursachen für die analgetische Wirkung?

Es ist eine alte therapeutische Erfahrung, daß die Wärme in ihren verschiedenen Anwendungsformen einen schmerzstillenden Einfluß ausübt. Untersuchungen, welche sich mit dieser Frage experimentell beschäftigten, ergaben, daß lokale Wärmeapplikationen, wenn sie nicht von allzu kurzer Dauer sind, eine merkliche Herabsetzung der Sensibilität zur Folge haben, und zwar gilt diese Herabsetzung für taktile und Temperaturreize ebenso wie für die Schmerzempfindung. Diese Unterempfindlichkeit wird in gleicher Weise durch feuchte und trockene, durch strahlende wie geleitete Wärme veranlaßt. Nach Goldscheider soll die Erregung der Wärmenerven einen hemmenden Einfluß auf die Erregung der übrigen Fasern, vor allem der schmerzleitenden ausüben. Nach ihm ist also die Wärme das primär Wirksame.

Etwas anderer Ansicht ist Bier. Er nimmt an, daß die thermische Schmerzlinderung lediglich durch die Hyperämie bedingt sei, welche durch den Wärmereiz veranlaßt wird. Die Schmerzstillung wäre also nicht eine direkte, sondern eine indirekte Folge der Wärme. Bier wird zu dieser Anschauung durch die Erfahrung gebracht, daß die Hyperämie als solche, auch wenn sie nicht im Gefolge einer Wärmeapplikation auftritt, wie z. B. bei einer Stauung, schmerzstillend wirkt, und Ritter konnte als Assistent Biers den Nachweis erbringen, daß jede Form der Hyperämie die Schmerzempfindung herabsetzt. Wir werden daher wohl mit Recht einen, vielleicht auch den größten Teil der analgesierenden Wirksamkeit unserer gewöhnlichen Thermoprozeduren der sie begleitenden Hyperämie zuschreiben.

Für die Diathermie scheint aber noch etwas anderes in Betracht zu kommen. Es wurde bereits erwähnt, daß die durch die Diathermie ausgelöste Gefäßreaktion bisweilen sehr gering ist, ja selbst fehlen kann. Nun läßt sich aber auch in solchen Fällen fast stets eine präzise Schmerzstillung beobachten. Übrigens ist bekannt, daß die Hochfrequenzströme auch in Form der d'Arsonvalisation ausgesprochen schmerzstillend wirken, selbst dort, wo ihre Wärmewirkung kaum nennenswert und ihr hyperämischer Effekt inkonstant ist. Es ist darum nicht unwahrscheinlich, daß die elektrischen Schwingungen einen direkten Einfluß auf die Nerven bzw. deren Endorgane ausüben, wie dies auch C. Funck annimmt.

Derselbe sieht das therapeutische Prinzip in den „molekularen Oszillationen", welche durch den hochfrequenten Wechselstrom erregt werden. Dieselben wirken auch auf die Nerven im Sinne einer Schmerzherabsetzung. Ich schließe mich dieser Ansicht vollkommen an und stelle mir den Vorgang gleichsam als eine ins Unendliche verfeinerte Vibrationsmassage der elektrisch und chemisch wirksamen Atome, der Ionen, vor.

Resümierend kann man also die schmerzstillende Wirkung der Diathermie auffassen:

1. als eine direkte Folge der Wärme;
2. als eine Folge der durch sie ausgelösten Hyperämie;
3. als spezifische Wirkung des elektrischen Stromes.

6. Die Wirkung auf den lokalen Stoffwechsel.

Auch die Beeinflussung jener chemischen Vorgänge, welche sich in den von dem Strom erwärmten Gewebsteilen abspielen und die in ihrer Gesamtheit den lokalen Stoffwechsel darstellen, kann man in ganz analoger Weise erklären. Wir können sie auffassen: 1. als eine direkte Folge der Temperaturerhöhung; 2. als eine Konsequenz der vermehrten Blut- und Lymphzirkulation; 3. als eine unmittelbare Wirkung des elektrischen Stromes. Diese drei Punkte wollen wir der Reihe nach erörtern.

Es ist bekannt, daß die Geschwindigkeit, mit welcher sich chemische Umwandlungen vollziehen, in bedeutendem Maße von der Temperatur abhängt und zwar wird diese „Reaktionsgeschwindigkeit" mit zunehmender Temperatur erhöht, mit abnehmender Temperatur verlangsamt. (Eine Ausnahme von dieser allgemeinen Regel machen nur die radioaktiven Substanzen.) Der Einfluß der Temperatur zeigt sich insbesondere bei den oxydativen Prozessen, welche ja die Lebensvorgänge in erster Linie charakterisieren. Der Zerfall und die Verbrennung der organischen Substanzen vollziehen sich in der Wärme weitaus energischer. Diese Beschleunigung des chemischen Umsatzes ist aber gleichbedeutend mit einer Erhöhung des Stoffwechsels. Die Wärme wirkt daher stoffwechselanregend. Erhöht man bei warmblütigen Tieren die Körpertemperaturen über die Norm, so steigert man damit ihren Stoffverbrauch (Ludwig und Sanders-Etzn, Erler). Wir sind aus diesem Grunde wohl berechtigt, auch von der Diathermiewärme eine unmittelbare Anregung des Stoffwechsels zu erwarten. Die Reihe der physikalischen Vorgänge ist dabei folgende: die elektrische Energie des Stromes setzt sich in kalorische um und diese wird zum Teil als chemische Energie gebunden.

Der zweite Faktor, welcher für unsere Fragestellung in Betracht kommt, ist die Hyperämie. Daß die Hyperämie einen ganz hervorragenden Einfluß auf den lokalen chemischen Umsatz ausübt, wurde durch die experimentellen wie klinischen Untersuchungen Biers und seiner Schüler zur Genüge dargetan. Ich kann mir hier die Beweisführung ersparen, indem ich auf das bekannte Werk Biers „Hyperämie als Heilmittel“ verweise. Zum Teil sind es die zelligen Elemente des Blutes, zum größten Teil aber ist es die Durchtränkung mit dem Serum desselben, welcher wir die Wirkung zuschreiben müssen.

Der dritte nicht so unbestrittene Faktor ist der direkte Einfluß des elektrischen Stromes auf den Chemismus des Gewebes. Können wir annehmen, daß der Diathermiestrom als solcher chemische Wirkungen auslöst, oder mit andern Worten, daß sich die elektrische Energie unmittelbar in chemische Energie transformiert? Diese Frage wird gewöhnlich in folgender Weise beantwortet: da nur der Gleichstrom elektrolytisch wirkt, der Diathermiestrom dagegen ein Wechselstrom ist, so ist er auch chemisch unwirksam.

Diese Erledigung ist allerdings höchst einfach, aber schon im Prinzip falsch. Vor allem muß man sich über folgendes klar werden: Jeder Wechselstrom wirkt in einer halben Welle wie ein Gleichstromimpuls, er verschiebt also in dieser Zeit die Ionen nach einer bestimmten Richtung. Ist die von dieser Halbwelle geführte Elektrizitätsmenge eine genügend große, so kann sie zu einem elektrolytischen Effekt an den Elektroden führen, der sich z. B. bei metallischen Elektroden als Oxydation oder Reduktion des Metalles zu erkennen gibt. Die einmal fixe chemische Verbindung wird durch den folgenden entgegengesetzt gerichteten Impuls nur ausnahmsweise rückgängig gemacht, auch wenn die Intensität der nächstfolgenden entgegengesetzt gerichteten Halbwelle ganz die gleiche ist; sie wirkt aber ganz sicherlich nicht neutralisierend, wenn die von ihr geführte Elektrizitätsmenge etwa kleiner ist.

Wir haben daher die elektrolytische Wirkung eines Wechselstroms dahin zu präzisieren: ein Wechselstrom wirkt nur dann nicht elektrolytisch, wenn die von seiner positiven Halbwelle in Bewegung gesetzte Elektrizitätsmenge vollkommen der der negativen Halbwelle gleichkommt und wenn jede dieser Elektrizitätsmengen an sich nicht mehr ausreicht, einen elektrolytischen Effekt zu erzielen.

Niederfrequente Wechselströme, insbesondere mit asymmetrischem Verlauf wie die faradischen, haben daher immer eine elektrolytische Wirkung, die sich unter Umständen recht unangenehm bemerkbar macht (Widerstandsmessung mit dem Telephon). Ayrton und Perry, Manoevrier und Chapuis, Labatut konnten mit sinusoidalen Wechselströmen Iontophorese bewirken. Das wird dadurch verständlich, daß die Ionen, welche mit dem einen Impuls in den Körper eindringen, durch den nächsten entgegenlaufenden nicht immer wieder zurückgetrieben werden können. I. Rosenthal zersetzte in einem von einem Wechselstrom durchflossenen Solenoid Stärke, die in Wasser suspendiert war, verwandelte Proteine in Albumosen und Peptone usw. Es zeigte sich dabei die interessante Erscheinung, daß jede dieser Umwandlungen nur durch eine bestimmte Stromfrequenz erreichbar war. Diese Beispiele erweisen, daß es vollkommen falsch wäre, wenn man den Wechselströmen eine elektrolytische oder im allgemeinen eine chemische Wirksamkeit absprechen wollte.

Wie steht es nun mit den Diathermieströmen?

Ich habe die Ströme verschiedener Apparate mittels Jodkaliumstärkekleister auf ihren elektrolytischen Effekt untersucht, ohne daß es mir gelungen wäre, einen solchen nachzuweisen. Laqueur hat mit Diathermieströmen die Iontophorese nach Art des bekannten Leducschen Versuches an Ratten probiert. Der Erfolg war ein negativer. Wenn er eine Ratte durch zwei in Zyankaliumlösung getränkte Elektroden in den Stromkreis eines Diathermieapparates einschaltete, zeigte sich keine Wirkung. Benutzt man zu diesem Experiment Gleichstrom, so geht das Tier wie bekannt infolge der Einführung des Zyanions in kürzester Zeit zugrunde.

Daß diese Untersuchungen einen elektrolytischen Effekt nicht konstatierten, beweist allerdings nicht, daß ein solcher nicht existiert. Vom theoretischen Standpunkt ist er auch bei den Diathermieströmen durchaus möglich, wie folgende Überlegung zeigen soll. Es mag zugegeben werden, daß infolge der hohen Frequenz dieser Ströme die von einer halben Welle geführte Elektrizitätsmenge nicht mehr ausreichend ist für einen elektrolytischen Effekt, so wie wir nach der Theorie von Nernst angenommen haben, daß die Konzentrationsänderung einer solchen für einen muskulären oder sensiblen Reiz nicht mehr hinreicht.

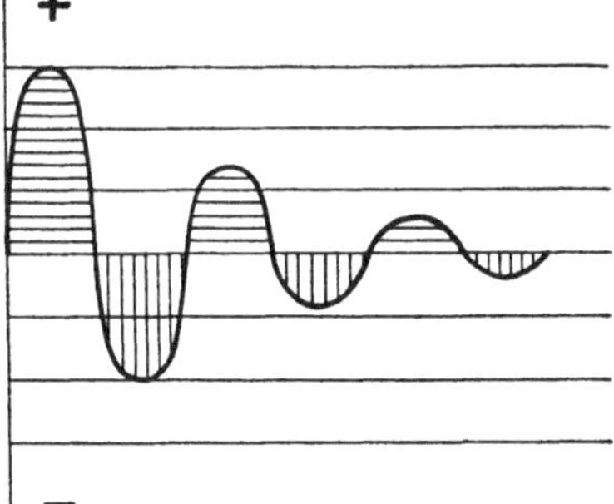

Fig. 27.

Betrachten wir aber nunmehr nicht eine einzelne Periode, sondern eine ganze Schwingungsgruppe, wie sie durch einen Funken (Partialentladung) zustande kommt, in bezug auf die von den positiven und negativen Phasen verschobene Elektrizitätsmenge. Wenn wir aus der stark gedämpften Kurve eines solchen Wellenzuges die Elektrizitätsquanten berechnen, welche anodisch und kathodisch verschoben werden, so finden wir eine Ungleichheit. Der Flächeninhalt der horizontal und vertikal schraffierten Abschnitte, welche uns diese Elektrizitätsmengen repräsentieren, ist nicht gleich, wie dies in Fig. 27 dargestellt ist. Der Schwingungsstrom ist also flächenasymmetrisch und die Ionenbewegung, welche eine solche Schwingungsgruppe hervorruft, ist eine etwas einseitige. Die Ionen schwingen also nicht um einen stationären Mittelpunkt, sondern sie verschieben sich während des Schwingens gleichzeitig um ein geringes nach der Anode oder Kathode, je nach der Art ihres Vorzeichens. Nun folgen aber immer eine ganze Reihe von solchen Schwingungsgruppen aufeinander, welche alle in dem gleichen Sinne wirken (ca. 100—200 Partialentladungen während einer halben Periode des primären Stromes). Diese kleinen Verschiebungen in der Richtung nach einem bestimmten Pol summieren sich somit und man wird zugeben müssen, daß damit möglicherweise die

Grenze erreicht wird, die zu einem elektrolytischen oder allgemein chemischen Effekt ausreicht.

Ich glaube damit bewiesen zu haben, daß eine chemische Wirkung der Diathermieströme von der Theorie aus nicht kurzerhand, wie dies von den meisten Autoren geschieht, negiert werden kann. Selbst wenn es nicht gelingen sollte, dieselbe im Laboratoriumsversuch nachzuweisen, so kann man daraus nicht den Schluß ziehen, daß sie am Lebenden nicht vorhanden und daselbst nicht wirksam sei. Man darf eben nicht vergessen, daß der Organismus ein unendlich sensibleres Reagens ist als ein Jodkaliumstärkekleister.

Schließlich ist zu dieser chemischen Wirkung eine Verschleppung von Atomen oder Atomgruppen durch eine grobe Elektrolyse gar nicht notwendig; es erscheint mir durchaus nicht phantastisch, anzunehmen, daß die kleinen Ionenverschiebungen, wie sie die Theorie verlangt, zu atomistischen Umlagerungen in den hochkomplexen organischen Verbindungen führen, ja es ist ganz gut möglich, daß die Schwingungen der Ionen, selbst wenn das Schwingungszentrum ganz stabil wäre, eine Störung in dem Atomgleichgewicht der Moleküle herbeiführen könnte, die von biochemischer Bedeutung ist.

Ich möchte an die Wirkung der ultravioletten Lichtstrahlen auf Mikroorganismen erinnern. Es liegt dieser Vergleich umso näher, als wir es hier gleichfalls mit elektromagnetischen Schwingungen, nur mit solchen von noch viel höherer Frequenz zu tun haben. Die vernichtende Wirkung der ultravioletten Strahlen auf mikroskopische Keime können wir uns wohl nur in der Weise erklären, daß wir annehmen, daß die in die Zellen eindringenden Ätherschwingungen die chemische Konstitution derselben zertrümmern oder zersprengen. Auch hier läßt uns der exakte chemische Nachweis im Stich und nur die biologische Reaktion, die sich in der Aufhebung gewisser Lebenserscheinungen zeigt, läßt uns den chemischen Vorgang erschließen, ohne den wir uns eine solche Umwandlung von Leben in Tod nicht vorstellen können. Wenn die Nervenzellen, die eben noch auf einen pathologischen Reiz mit lebhafter Schmerzempfindung reagierten, durch die elektrischen Schwingungen plötzlich umgestimmt werden, dürfen wir wohl etwas Ähnliches vermuten.

Sei es nun, daß die Wärme, die Hyperämie oder der elektrische Reiz an sich den Hauptanteil an der Wirkung haben, das eine ist sicher, daß die Diathermie einen nicht unbedeutenden Einfluß auf den lokalen und bei entsprechender Anwendung auch auf den allgemeinen Stoffwechsel ausübt, ein Einfluß, der zweifellos für ihre therapeutische Wirkung von Bedeutung ist.

7. Die Wirkungen der allgemeinen Diathermie.

Tierversuche.

Um die Wirkungen der allgemeinen Diathermie zu studieren, haben eine Reihe von Autoren Versuche an Tieren gemacht, deren Ergebnisse zuerst mitgeteilt seien, bevor wir an die Analyse der Erscheinungen selbst herangehen.

Hirschberg diathermierte Kaninchen mittels einer Rücken- und einer Bauchelektrode, die mit Salzwasser getränkt waren. Der Anstieg der Körpertemperatur, der im Anus gemessen wurde, war ein ziemlich rascher und wird durch folgende Zahlen illustriert:

bei Beginn	37° C
nach 10 Minuten	37,8° C
„ 22 „	38,9° C
„ 32 „	38,9° C

Nach 22 Minuten war also bereits eine Temperatursteigerung von fast 2 Grad erreicht. Nach 32 Minuten stirbt das Kaninchen plötzlich ohne Abwehrbewegung oder Schmerzäußerung. Der Tod dürfte wahrscheinlich auf eine Überhitzung des Atmungszentrums zu beziehen sein. Die Sektion ergab eine Hyperämie der Hautstellen, denen die Elektroden aufgelegen waren, doch nirgends eine Gerinnung. Desgleichen zeigten Darm und Mesenterium stellenweise starke Injektion, untermischt mit blau-roten Flecken. Die linke Niere, die unter der vollen Stromdichte der einen Elektrode stand, war dunkelrot und stark durchblutet, mikroskopisch zeigte sie zahlreiche Hämorrhagien und ein gequollenes Epithel. Das Herz war in Diastole, prall mit flüssigem Blut gefüllt, der rechte Ventrikel groß und schlaff, der linke normal. Die Lungen zeigten einen negativen Befund.

Ein zweiter Versuch wurde an einem etwas kräftigeren Kaninchen unter Anwendung einer etwas höheren Stromstärke vorgenommen. Das Resultat desselben war folgendes:

bei Beginn	38,6° C
nach 10 Minuten	39,3° C
„ 20 „	40,8° C
„ 22 „	41° C

Wieder tritt der Exitus nach 22 Minuten plötzlich ohne Schreien oder Fluchtversuche des Tieres auf, nachdem seine Körpertemperatur bereits um 2,4° gestiegen war. Die sofort unter der Bauchhaut gemessene lokale Temperatur betrug 41,4° C, also eine unbedeutende Differenz gegenüber der allgemeinen Blutwärme. Die Sektion ergab genau das gleiche wie im ersten Fall, nur an der seitlichen Bauchwand fand sich als zufälliger Befund ein der Elektrode entsprechender Koagulationsfleck. Eine Messung der Puls- und Atemfrequenz wie eine Messung des Blutdruckes wurde von Hirschberg nicht vorgenommen.

Ganz ähnliche Beobachtungen wie Hirschberg machte auch Vinaj bei seinen bereits erwähnten Versuchen.

Zimmern und Turchini haben an größeren Hunden die Erscheinungen studiert, welche bei der Erwärmung mit Hilfe des Kondensatorbettes nach Apostoli auftreten. Bei Benutzung der Hochfrequenzströme in einer Stärke von 300—350 Milliampere konnten sie in 20 Minuten einen durchschnittlichen Anstieg der Körpertemperatur von 0,3 bis 0,4° C konstatieren. Die augenfälligste Folge dieses Eingriffes war bei den Hunden eine Vermehrung der Atemfrequenz, welche von 10—14 auf 40—50 Atemzüge in der Minute stieg.

Schittenhelm verwendete ungleich höhere Stromstärken (bis zu 4 Ampere) und konnte die Erwärmung so weit treiben, daß die Hunde, es waren ausschließlich große, infolge der Hyperthermie zugrunde gingen. Er diathermierte teils mit kochsalzgetränkten Elektroden, teils auf dem Kondensatorbett von Reiniger, Gebbert und Schall, auf welches die Tiere aufgebunden wurden.

In dem Elektrodenversuch war die angewendete Stromstärke 2,3 Ampere; ohne daß es zu einer lokalen Verbrennung kam, stieg die im Anus gemessene Körpertemperatur im Verlaufe einer Stunde um 4° C (von 39,2 auf 43,2° C). Der Hund starb infolge der Überhitzung unter allgemeinen klonischen Zuckungen.

Die Verwendung der gleichen Stromstärke am Kondensatorbett hatte einen ungleich geringeren Effekt. Die Wärmeregulierung des Tieres reichte vollkommen aus, um die ihm zugeführte Wärmemenge wieder auszuscheiden. Die mächtig dilatierten Hautgefäße gaben durch Leitung und Strahlung so viel Wärme nach außen ab, daß während der Dauer einer Stunde eine Temperaturerhöhung nicht zustande kam. Verhindert man dagegen diesen Wärmeverlust dadurch, daß man den Hund in Watte einpackt, so kann man mit einer Stromstärke von 2,3 Ampere genau so wie im ersten Versuch eine beliebig hohe Temperatursteigerung erzielen.

Sieht man aber von einer Bedeckung und damit von einer Behinderung der Wärmeabgabe ab, so kann der gleiche Erfolg auch dadurch erreicht werden, daß man eine höhere Stromstärke verwendet, d. h. also die Wärmeproduktion vermehrt. Geht man von 2,3 Ampere auf 4 Ampere, so reicht der Regulationsmechanismus des Tieres nicht mehr aus, den Wärmeüberschuß physiologisch auszugleichen, die Temperatur steigt unaufhaltsam bis zum Exitus. Diese interessanten Versuche erbringen den Beweis, daß man auch bei größeren Tieren die allgemeine Körpertemperatur selbst bis zum Wärmetod steigern kann.

Die dabei von Schittenhelm vorgenommenen Beobachtungen und Messungen beziehen sich vorzugsweise auf das Verhalten der Atemfrequenz, des Pulses und des Blutdruckes. In diesen drei Funktionen kommt vor allem die Reaktion zum Ausdruck, welche beim Hunde die wachsende Wärmestauung zu verhindern sucht.

Die Pulszahl zeigt anfänglich nur eine geringe Vermehrung, erst später, bei der Erwärmung über 3 Grade Celsius, steigt sie rascher.

Der Blutdruck, gemessen nach Riva-Rocci, steigt zunächst mit der Temperatur in die Höhe, erst nach Überschreiten einer gewissen Temperaturgrenze erfolgt mit der Erlahmung der Herzkraft ein rasches Sinken.

Die Atmung wird tiefer und zeigt von vornherein eine ziemliche Zunahme ihrer Freqeunz. Die Beschleunigung der Atemzüge ist, wie bekannt, beim Hunde eines der vornehmsten Mittel der Wärmeregulierung. Da die Schweißsekretion, die beim Menschen eine solche Rolle spielt, dem Hunde mangelt, so muß eine kompensatorische Wasserdampfausscheidung durch die Lunge hierfür eintreten.

Reizsymptome von Seite des Nervensystems oder ein schädlicher Einfluß auf andere Organe war nicht nachweisbar. Die Sektion ergab in dieser Beziehung nichts Besonderes, auffallend war nur das relativ flüssige dunkelrote Blut.

Schittenhelm stellte mit Hilfe des Kondensatorbettes auch Versuche am Menschen, vor allem an sich selbst an, um die Beeinflussung der Wärmeregulierung durch Diathermie zu studieren. Er konnte feststellen, daß man auf diese Weise auch beim Menschen eine hinreichende Totalerwärmung erzielen kann und daß diese Erwärmung die temperaturregulierenden Funktionen des Organismus in mächtiger Weise anregt. Wir wollen diese beiden Punkte gesondert betrachten.

Die Erhöhung der allgemeinen Körpertemperatur.

Die Körpertemperatur ist bei allen Homöothermen innerhalb gewisser physiologischer Grenzen konstant, sie wird bestimmt durch das Verhältnis von Wärmebildung und -zufuhr zur Wärmeabgabe. Solange dieses Verhältnis ein unverändertes ist, bleibt die Körpertemperatur normal.

Beim Menschen wird der Wärmehaushalt durch einen äußerst präzisen Mechanismus reguliert. Unter gewöhnlichen Verhältnissen wird jede vermehrte Wärmezufuhr durch eine erhöhte Wärmeabgabe ausgeglichen. Die Mittel, welche der Organismus besitzt, um sich eines Wärmeüberschusses zu entledigen, sind vor allem folgende:

1. die Wärmeabgabe durch Leitung und Strahlung von der Haut aus. Sie wird wesentlich beeinflußt von der Temperatur der Umgebung und insbesondere von dem Füllungszustand der Hautgefäße. Da die Temperatur der Körperoberfläche unter der Bluttemperatur liegt, so wird eine periphere Hyperämie durch Kontrastwirkung den Wärmeverlust erhöhen.
2. die wärmebindende Wasserverdunstung von der Haut und den Schleimhäuten der Luftwege. Die Wasserverdunstung von der Haut wird unterstützt durch die Schweißsekretion, die von den Schleimhäuten durch eine Vermehrung der Atemfrequenz.

Infolge dieser automatischen Regulierung wird daher der Körper eine Wärmezufuhr bis zu einem bestimmten Grade vertragen, ohne daß seine Eigentemperatur dadurch beeinflußt wird. Bei der Diathermie beschränkter Körperteile wie der eines Gelenkes ist die lokal erzeugte Wärmemenge für gewöhnlich zu gering, um bei der großen Wärmekapazität des menschlichen Körpers einen merklichen Einfluß auf dessen Wärmegleichgewicht auszuüben. Ist aber das zugeführte Wärmequantum größer, wie dies bei Verwendung großer Elektroden mit höheren Stromstärken und längerer Dauer der Sitzung der Fall ist, so treten alle die genannten Schutzvorrichtungen in Funktion, um eine allgemeine

Hyperthermie zu verhüten. Bei einer gewissen Grenze gelingt ihnen dies jedoch nicht mehr und ein Anstieg der Bluttemperatur ist die unausbleibliche Folge davon.

Je kleiner die gesamte Körpermasse im Vergleich zur durchwärmten Gewebspartie ist, desto leichter ist es natürlich, eine Allgemeinwirkung zu erhalten. Bei kleinen Tieren, wie z. B. bei Kaninchen, kommt infolgedessen auch bei lokaler Diathermie eine universelle Hyperthermie viel rascher zustande als beim Menschen. So konnte Bernd bei solchen Tieren noch einige Zeit nach der Applikation, wenn die behandelten Hautstellen nicht mehr wärmer sind als die Umgebung, im Ohr oder im Rektum eine gesteigerte Bluttemperatur nachweisen.

Man kann aber auch beim Menschen unschwer eine allgemeine Hyperthermie durch Anwendung der entsprechenden Methoden erreichen, wie die Versuche Schittenhelms, Braunwarths und Fischers u. a. dies beweisen. Schittenhelm konnte auf dem Kondensatorbett nach 10—12 Minuten bei einer Stromstärke von 1,7 Ampere einen Temperaturanstieg von 0,2—0,4° C, anal gemessen, erreichen. Braunwarth und Fischer sahen bei einer dem Vierzellenbad ähnlichen Methode Temperaturanstiege bis zu 1,5° C, Bergonié erzielte solche bis zu 2° C.

Die Hyperthermie, welche durch Diathermie bedingt wird, ist eine artifizielle, sie unterscheidet sich aber doch prinzipiell von andern Formen der künstlichen Übererwärmung, wie sie etwa durch ein Warmwasserbad, durch Heißluft- oder Dampfbäder erzeugt wird. Bei diesen letzteren Methoden ist nicht nur die Wärmezufuhr erhöht, sondern gleichzeitig die Wärmeabgabe eingeschränkt bzw. ganz aufgehoben, bei der Diathermie dagegen sind die reflektorischen Vorgänge, welche die Wärmeausscheidung regulieren, vollkommen unbehindert, einzig und allein die Wärmebildung ist vermehrt durch einen Prozeß, der sich im Innern des Körpers selbst, in jeder einzelnen Zelle desselben abspielt. Es ist kein Zweifel, daß diese Art der artifiziellen Hyperthermie den Verhältnissen beim Fieber viel näher kommt als jede andere experimentelle Wärmezufuhr oder Stauung. Der Unterschied in der vermehrten Wärmebildung zwischen Diathermie und Fieber besteht nur darin, daß sich die Wärme in dem einen Fall von elektrischer, in dem andern Fall von chemischer Energie ableitet.

Es liegt mir dabei aber ganz fern, die durch Diathermie verursachte Hyperthermie als „künstliches Fieber“ bezeichnen zu wollen, wie dies von einigen Autoren geschieht. Die Hyperthermie ist ja nur ein einzelnes Symptom, wenn auch das wichtigste jenes Erscheinungskomplexes, den man mit dem Namen Fieber zusammenfaßt. Die Frage der Fieberwärme zu studieren und unserem Verständnis näherzubringen, ist aber die Diathermie in ganz ausgezeichneter Weise geeignet, weil sie die Hyperthermie losgelöst von allen sonstigen Einflüssen, welche das klinische Bild des Fiebers komplizieren, wie Giftwirkung der Toxine und anderes, zur Beobachtung stellt.

Die Beeinflussung der temperaturregulierenden Funktionen.

Eine über die Norm vermehrte Wärmebildung oder -zufuhr setzt, wie erwähnt, auf dem Wege des Reflexes alle jenen Funktionen in Tätigkeit, welche die Wärmeausscheidung begünstigen. Diese Reflexe wirken vor allem auf das Gefäßsystem.

Die Gefäße der Haut erweitern sich mächtig und es kommt zu einer „sukzessiv zunehmenden Verschiebung des Blutes nach der Oberfläche", wie Schittenhelm bei seinen Kondensatorbettversuchen konstatieren konnte. Um diese veränderte Blutverteilung sichtbar und meßbar zu machen, verwendete dieser Autor die plethysmographische Methode. Der Vorderarm wurde in ein mit einer Gummimanschette abgedichtetes zylindrisches Glasgefäß gebracht, hierauf die Luft des Innern durch Wasser verdrängt und nunmehr die Volumschwankungen des Gefäßinhaltes durch eine Schreibvorrichtung graphisch registriert (Fig. 28). Schon nach einer halben bis zwei Minuten, ehe noch eine Temperaturerhöhung nachweisbar wurde, zeigte die Kurve bereits einen Anstieg, tritt also bereits der Regulationsmechanismus in Funktion. Die Volumszunahme ist eine ziemlich beträchtliche, sie wächst in kurzer Zeit auf 9—11 cm^3. Nach Aussetzen des Stromes fällt das Volumen des Armes langsam ab, bis es seine ursprüngliche Größe wieder erreicht hat.

Wiederholt man den Versuch mehrmals hintereinander, so beobachtet man übrigens, daß die späteren Reaktionen der Hautgefäße nicht mehr so bedeutend ausfallen wie beim ersten Versuch; die Kurven erreichen nicht mehr ganz die gleiche Höhe, es scheint eine gewisse Reflexermüdung der Gefäßnerven einzutreten.

Das den Hautgefäßen zuströmende Blut stammt seiner Hauptmasse nach aus den Gefäßen des Splanchnicusgebietes, die sich natürlich in eben demselben Maße verengern müssen, als sich die ersteren erweitern. Der Antagonismus zwischen diesen beiden Gefäßbezirken ist auch aus der Hydrotherapie bekannt (Dastre-Moratsches Gesetz). Der Sinn dieses Vorganges ist, teleologisch gedacht, wohl der, die Wärmeabgabe durch Leitung und Strahlung von der Haut aus zu vermehren, um so einer Überhitzung entgegenzuwirken.

Hand in Hand mit der Hauthyperämie geht die Anregung der Schweißsekretion. Dieselbe zeigt jedoch ziemlich große individuelle Unterschiede. So konnte Schittenhelm bei einem Patienten mit Ischias bei jeder Sitzung einen hochgradigen Schweißausbruch konstatieren, während bei anderen ein solcher nur bei Anwendung sehr großer Stromstärken zu erreichen war. Ähnliche Beobachtungen werden auch von Labbé und Blanche mitgeteilt, meine Erfahrungen bestätigen das gleiche.

Die Pulsfrequenz wird erfahrungsgemäß durch Wärme meist beschleunigt. Eine solche, jedoch nicht sehr bedeutende Beschleunigung kann man auch bei der allgemeinen Diathermie sehen. Bei der lokalen Durchstrahlung fehlt sie in der Regel (Gunzbourg), ja es kann selbst zu einer Verlangsamung des Pulsschlages kommen (Labbé und Blanche).

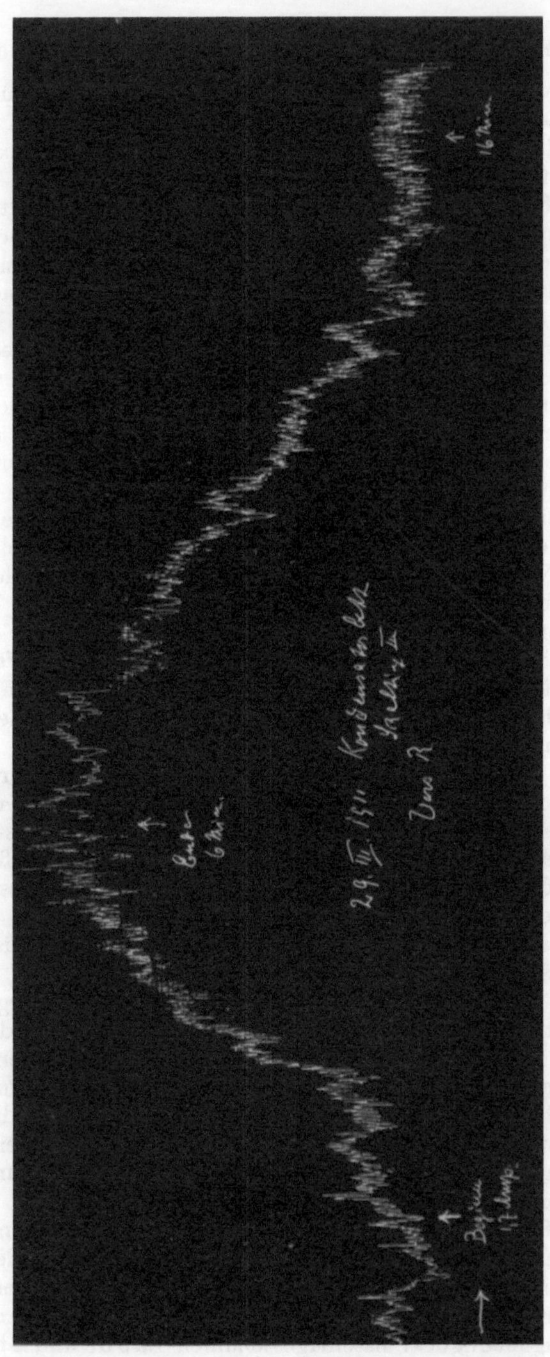

Fig. 28.

Während bezüglich der bisher aufgezählten Funktionen die Beobachtungen der verschiedenen Untersucher eine ziemlich gute Übereinstimmung zeigen, gehen ihre Ansichten über das Verhalten des Blutdruckes weit auseinander.

Auch hierüber hat Schittenhelm Versuche angestellt. Er studierte das Verhalten des Blutdruckes bei der allgemeinen Durchstrahlung am Kondensatorbett und zwar am gesunden Menschen. Die Methode seiner Messung war die nach Riva-Rocci, wobei die Blutdruckhöhe kontinuierlich verfolgt wurde. Dem Einschalten des Stromes folgte zunächst ein kleines, kurz dauerndes Absinken des Druckes, der von seiner ursprünglichen Höhe von 125 mm Quecksilber nach 2 Minuten auf 115 mm abfiel, dann aber ziemlich rasch anstieg und in 9 Minuten 146 mm erreichte. Die zur Verwendung kommende Stromstärke betrug 3 Ampere. Setzte man den Strom aus, so ging der Druck langsam zur Norm oder selbst etwas unter diese zurück. Dieses Verhalten war ein regelmäßiges, wenigstens bei Anwendung großer Stromstärken und länger dauernder Sitzung.

Die initiale Depression ist wohl damit zu erklären, daß die Hautgefäße auf die Stromeinwirkung sehr rasch mit einer Erweiterung reagieren, ehe es noch zu einer kompensatorischen Kontraktion der Splanchnicusgefäße gekommen ist. Die Erweiterung der Strombahn vermindert notwendigerweise den Druck auf die Gefäßwand. Daß die Dilatation der Hautgefäße sehr rasch und präzise erfolgt, haben wir aus den oben angeführten plethysmographischen Versuchen ersehen.

Lenz und Markwalder verfolgten das Verhalten des Blutdruckes am Kaninchen bei transthorakaler Diathermie bzw. direkter Diathermie des Herzens. Sie konnten gleich Schittenhelm eine anfängliche Senkung des Blutdruckes feststellen, späterhin hob sich derselbe jeweils wieder zur Norm. Thermometer, welche von der Vena jugularis aus in das Herz eingeführt wurden, zeigten im Verlaufe von einer halben bis dreiviertel Stunden bei einer Stromstärke von 1,5 Ampere einen raschen Anstieg der Blutwärme auf 40—41° C. Die Tiere gingen bei dieser Temperatur infolge der Hyperthermie zugrunde.

Den Beobachtungen von Schittenhelm, der beim Gesunden einen regelmäßigen Anstieg des Blutdruckes zu sehen Gelegenheit hatte, stehen die Angaben anderer gegenüber, die im Gegenteil ein Absinken desselben konstatieren konnten. Allerdings beziehen sich diese Beobachtungen nicht auf Gesunde, sondern auf Kranke.

Labbé und Blanche konnten bei Hypertonie ein dauerndes Abfallen des Druckes um 10—50 mm Quecksilber feststellen, wenn sie den Patienten etwa 10 Minuten von Hand zu Hand mit einer Stromstärke von 800 Milliampere diathermierten. Auch Nagelschmidt fand bei arteriosklerotischer Überspannung eine Senkung des Blutdruckes von 200 auf 140 mm Quecksilber. Ähnliches wird von Laqueur berichtet, ebenso wie von Moeris, der so wie Schittenhelm das Kondensatorbett verwendete.

Eine größere Untersuchungsreihe über das Verhalten des Blutdruckes bei allgemeiner Diathermie wurde von Braunwarth und Fischer angestellt. Dieselben bedienten sich bei ihren Versuchen der Methode des Vierzellenbades und konnten auf diese Art in 90 % der Behandlungen ein deutliches Abfallen des Blutdruckes konstatieren, nachdem derselbe zu Beginn des Versuches vorübergehend angestiegen war. Auch hier handelte es sich um Kranke, meist Herzkranke oder Arteriosklerotiker mit erhöhtem Blutdruck. Braunwarth und Fischer machen insbesondere darauf aufmerksam, wie notwendig es sei, bei Blutdruckmessungen alle jene körperlichen und psychischen Momente zu beachten, welche das Resultat der Messung störend beeinflussen. Sie zeigten z. B., daß die Ruhe des Patienten vor der Behandlung allein schon genügt, um den Blutdruck zum Sinken zu bringen, und fordern daher mit Recht, daß der Versuch erst dann vorgenommen werden soll, wenn eine mehrmalige Messung in Zwischenräumen von einigen Minuten den Beweis geliefert hat, daß der Blutdruck auf konstanter Höhe bleibt.

Gunzbourg nimmt eine vermittelnde Stellung ein. Nach seiner Anschauung wirkt die Diathermie, je nach der Art der Stromanwendung und je nach dem Krankheitszustand des Patienten, bald blutdruckerhöhend, bald herabsetzend und zwar soll in Fällen von Überdruck, wie bei der Arteriosklerose eine Herabminderung, in Fällen von Hypotonie ein Anwachsen des Druckes stattfinden. Der Einfluß der Diathermie ist also ein regulierender, indem sie das pathologische in ein annähernd normales Verhalten zurückführt.

Es ist eine alte Erfahrung, daß überall dort, wo es sich um Blutdruckmessungen in der Elektro- und Hydrotherapie handelt, eine volle Einigung zwischen den diversen Beobachtern schwer zu erzielen ist. Das rührt vor allem daher, daß alle diese Versuche unter ganz verschiedenen Bedingungen und mit ganz verschiedener Methodik angestellt werden. Nun ist aber die Art und die Größe jedes Reflexes verschieden: 1. nach der Qualität des Reizes (Reizmethode), 2. nach der Quantität, 3. nach der Dauer des Reizes und schließlich 4. nach der Reaktionsfähigkeit des Individuums.

Es wird sich also wahrscheinlich auch für das Verhalten des Blutdruckes nicht gleichbleiben (ad 1), ob man mittels Elektroden quer durch ein Gelenk, von Hand zu Hand, mittels Kondensatorbettes oder Vierzellenbades diathermiert.

Es wird auch durchaus nicht gleichgültig sein (ad 2), ob man höhere oder geringere Stromstärken verwendet, d. h. ob die Erwärmung eine bedeutende oder nur eine geringe ist. In der Regel ruft ein kleiner Reiz sogar den entgegengesetzten Effekt hervor wie ein großer, wenn auch gleichartiger (Pflüger-Arndtsches Nervenerregungsgesetz).

Von wesentlicher Bedeutung ist ferner die Dauer des Reizes (ad 3). Sehr häufig setzt eine Blutdruckerhöhung mit einer initialen Senkung ein wie bei den Versuchen von Schittenhelm. Aber auch das Umgekehrte kann stattfinden (Braunwarth und Fischer) oder es kommt überhaupt zu einem mehrmaligen Schwanken. Will man daher die Druckveränderung als eine Funktion der Zeit darstellen, so darf der Druck nicht nur ein- oder zweimal gemessen werden, sondern er muß fortlaufend kontrolliert werden.

Der Einfluß der individuellen Reaktion auf das Versuchsergebnis (ad 4), veranlaßt durch verschiedene Krankheitszustände, Ruhe und Bewegung, psychische Einflüsse, äußere Reize usw., bedarf gleichfalls der eingehendsten Berücksichtigung. Wenn Schittenhelm bei Gesunden eine regelmäßige Steigerung des Blutdruckes nachweisen konnte, so beweist dies natürlich keineswegs, daß auch bei pathologischer Hypertonie eine solche gefunden werden muß, möglicherweise ist hier die initiale Depression, worauf auch Schittenhelm hinweist, eine längerdauernde oder selbst permanente.

Da in der Regel diese verschiedenen Versuchsbedingungen in ihrem vollen Umfange nicht beachtet oder wenigstens nicht angegeben werden, so lassen sich die Versuchsresultate der einzelnen Forscher nicht unmittelbar miteinander vergleichen.

Réchou und Bergonié untersuchten weiters das Verhalten des respiratorischen Stoffwechsels bei allgemeiner Diathermie. Die Erwärmung erfolgte dabei in der Weise, daß der auf einer Chaiselongue ruhenden Versuchsperson der Strom mittels großflächiger Elektroden aus Stanniol, die durch Binden an Armen und Beinen befestigt waren, zugeführt wurde. Die verwendete Stromstärke betrug bis zu 1,8 Ampere, der hierbei erzielte Anstieg der Körpertemperatur 2^0 C.

Das Resultat dieser Versuche war ein überraschendes. Es ergab sich eine Abnahme des respiratorischen Gasaustausches, die sich in einer Verminderung des aufgenommenen Sauerstoffes und in einer gleichwertigen Verminderung der ausgeschiedenen Kohlensäure ausdrückte, was gleichbedeutend ist mit einer Reduktion des Energieumsatzes. Dieses Ergebnis ist um so auffallender, als es im Widerspruch mit allen unseren Erfahrungen bezüglich Übererwärmung steht. Seit den grundlegenden Untersuchungen Pflügers ist es ja bekannt und durch zahlreiche Untersuchungen immer wieder von neuem bestätigt worden, daß jede Steigerung der Körpertemperatur zu einer Erhöhung des Umsatzes und nicht zu einer Herabsetzung desselben führt.

Bergonié erklärte diese Versuchsresultate durch die Annahme, daß der Organismus in dem Maße seine Produktion an Wärme reduziere, als ihm diese auf künstlichem Wege zugeführt würde, wobei durch die zugeführte elektrische Wärme ein Teil der sonst auf chemischem Wege erzeugten ersetzt werde, und zwar soll nach Bergonié dieser artifizielle Zuschuß an Energie zur Deckung jener Wärme dienen, die der Körper durch Strahlung und Leitung von der Oberfläche verliert.

Wird nun wirklich eine solche Energiezufuhr vom Körper kompensatorisch ausgenutzt, so ist es naheliegend, daran zu denken, dieses Verhalten praktisch zu verwerten und bei Individuen, die ein Minus an Lebensenergie aufweisen, also bei unterernährten, marastischen, dieses Defizit auf künstlichem Wege durch Diathermie zu decken. Bergonié hat in diesem Sinne eine Reihe von klinischen Untersuchungen angestellt, die in der Tat diese seine Anschauung zu bestätigen scheinen und zum Teil erstaunliche Resultate ergaben. In einem Fall war nach einer Behandlung von 35 Tagen das Gewicht eines Patienten um 14 kg gestiegen, obwohl während der Behandlung die Nahrungsaufnahme eine geringere war als vor derselben.

Die Frage des Energieumsatzes bei allgemeiner Diathermie wurde auch von Durig und Grau studiert. Die Arbeiten dieser beiden Forscher, die sich durch hervorragende Präzision und Exaktheit auszeichnen, konnten die außergewöhnlichen Beobachtungen Réchous und Bergoniés nicht bestätigen. Durig und Grau fanden nicht eine Verminderung, sondern im Gegenteil eine geringfügige Steigerung des Umsatzes, eine Steigerung, wie man sie auch sonst bei Temperaturerhöhung aus anderer Ursache regelmäßig beobachtet. Das Pflügersche Gesetz, daß bei einer Temperaturerhöhung von 1° C eine Steigerung des Umsatzes von 8—10 % auftritt, wurde auch durch diese Versuche in schöner Weise bestätigt. Irgendeine spezifische Wirkung der diathermischen Wärme war nicht zu konstatieren.

Wenn damit auch die Basis der Bergoniéschen Anschauung sehr zweifelhaft geworden ist, so wäre es immerhin möglich, daß man durch allgemeine Diathermie bei Kachexie, Inanition und ähnlichen Zuständen eine Besserung des Stoffwechsels herbeiführen könnte, wenn auch nicht im Sinne einer Energiesubstitution, einer „Ration d'appoint", wie Bergonié sich dies vorstellt.

Fünftes Kapitel.

Die therapeutischen Indikationen der Diathermie.

1. Allgemeine Gesichtspunkte.

Die Bewertung der Hochfrequenzströme als therapeutisches Agens war seit jeher eine höchst ungerechte. Einerseits war es der übertriebene Enthusiasmus der Franzosen, der in ihnen fast eine Panazee erblicken wollte, andererseits der ebenso übers Ziel schießende Skeptizismus insbesondere auf deutscher Seite, der ihnen jede physiologische und therapeutische Wirksamkeit absprach und die mit ihnen erzielten Heilerfolge einfach als Suggestion erklärte.

Die im vorigen Abschnitt besprochenen physiologischen Wirkungen der Diathermie haben wohl den Beweis erbracht, daß die Hochfrequenzströme auch andere als bloß suggestive Einflüsse auszuüben imstande sind. Will man sich nicht jeder Logik verschließen, so muß man mit ihnen die erreichten therapeutischen Erfolge in kausalen Zusammenhang bringen.

Das Schlagwort „Suggestion" spukt heute in der Medizin und vor allem in der Elektromedizin überall herum, wie ich glaube, zum Schaden jeder ehrlichen Forschung. Obwohl ich selbst die Überzeugung vertrete, daß ein Verstehen der biologischen Vorgänge nur auf physikalisch-chemischer Grundlage möglich ist, so halte ich doch den extremen Standpunkt, den manche, darunter auch hervorragende Forscher einnehmen, für durchaus verfehlt, alles, was unsere Schulweisheit nicht sofort begreift, auf Suggestion zurückzuführen. Wir müßten ja am Ende aller Weisheit angelangt sein, wenn wir uns einbilden wollten, alle Lebenserscheinungen zu verstehen oder gar physikalisch-chemisch erkären zu können. So weit sind wir noch lange nicht und am wenigsten in der Elektrotherapie. Es ist eine ebenso primitive wie unwissenschaftliche Methode, das, wofür wir in unseren Schulbüchern keine geläufige Formel finden, als Suggestion abzutun. Allerdings ist sie einfach und bequem, denn einerseits enthebt man sich dadurch jedes weiteren Nachdenkens, andererseits kann man sich dabei doch einbilden, die Sache „wissenschaftlich exakt" erledigt zu haben. In Wirklichkeit hat man nichts anderes gemacht als an die Stelle eines Begriffes ein Wort gesetzt. Wir würden gut tun, hie und da ein bescheidenes „ignoramus" zu sprechen, wo wir den Zusammenhang zwischen Ursache und Wirkung nicht erklären können, statt uns in die Brust zu werfen und „Suggestion" zu rufen. Hat uns denn die Forschung nicht oft genug schon Lügen gestraft?

Aber ebenso schädlich wie diese Nihilisten, die alles, was sie nicht verstehen, „psychisch" erklären, sind jene Apostel, die immer auftauchen, wenn irgendwo eine neue Heilmethode in die Therapie eingeführt wird, und die nach ein paar therapeutischen Versuchen, um ja die ersten zu sein, über unglaubliche Erfolge bei allen möglichen Krankheiten berichten. Es ist unausbleiblich, daß sie das Mißtrauen aller ruhig Denkenden gegen dieses neue Allheilmittel hervorrufen.

Auch für die Diathermie wurden ursprünglich von einzelnen Autoren Indikationsreihen aufgestellt, die in kritiklosem Optimismus so ziemlich alle existierenden Krankheiten umfaßten. Daß diese einer lebhaften Phantasie entsprungenen Indikationen sich keine allgemeine Anerkennung verschaffen konnten, war vorauszusehen. Dafür hat uns heute die klinische Erfahrung eine Zahl von Indikationen für die elektrische Durchwärmung sicher gestellt und es ist zu hoffen, daß der Kreis derselben sich noch stetig erweitern wird.

Die Diathermie ist, wenn wir von ihrer chirurgischen Anwendung absehen, vor allem eine Thermotherapie. Sie unterscheidet sich aber doch nicht unwesentlich von den seit altersher üblichen Methoden der Wärmebehandlung und zwar einerseits durch ihre Technik, andererseits durch ihre Wirkung.

Was die Technik der Diathermie anlangt, so ist diese ungleich komplizierter als die jeder anderen Thermobehandlung. Sie erfordert nicht nur ein kostspieliges Instrumentarium, sondern auch spezielle Kenntnisse, mit demselben umzugehen; dazu kommt noch, daß die Diathermie fast nur vom Arzte selbst ausgeübt werden kann und daher dessen persönliche Mühe und Zeit in Anspruch nimmt. Das sind alles Momente, welche vom praktischen Standpunkt außerordentlich ins Gewicht fallen.

Hinsichtlich des Unterschiedes in der Wirkungsweise der Diathermie gegenüber anderen Methoden soll nochmals hervorgehoben werden, daß die von ihr entwickelte Wärme keine geleitete oder gestrahlte ist, sondern durch einen eigentümlichen Umformungsprozeß im Innern des Körpers selbst in Erscheinung tritt. Im Zusammenhang damit steht ihre konkurrenzlose Tiefenwirkung. Auch der spezielle Reiz des elektrischen Stromes kommt für die Wirkung wohl in Betracht.

Diese Unterschiede machen es verständlich, daß sich die Indikationen der Diathermie nicht ohne weiteres mit denen der anderen Wärmeapplikationen decken können. Es ist wissenschaftlich durch nichts gerechtfertigt, die Diathermie dort anzuwenden, wo ein einfacheres Mittel, wie z. B. ein heißer Umschlag oder ein Heißluftbad, den gleichen Effekt erzielt. Infolge ihrer nicht ganz einfachen Technik muß sich die Diathermie auf jene Fälle beschränken, bei denen von den einfacheren und älteren Methoden ein Erfolg nicht zu erwarten ist, oder wo diese bereits versagt haben. Die Erfahrung lehrt, daß die Diathermie durch die Eigenart ihrer Wirkung auch in solchen Fällen noch therapeutisch wirksam ist, wo andere Methoden unwirksam geblieben sind. Die Diathermie ist also nicht berufen, die älteren Anwendungsformen der Wärmebehandlung zu verdrängen, sie soll vielmehr ihren Indikationskreis erweitern, ihn auf ein Feld ausdehnen, das unserer bisherigen Thermotherapie nicht zugänglich war.

Die Basis ihrer Indikationen bilden natürlich die besprochenen physiologischen Wirkungen; so wird man die antibakterielle Eigenschaft bei infektiösen, die schmerzstillende bei schmerzhaften Krankheiten auszunutzen suchen, in der Regel werden aber bei dem erreichten Effekt nicht eine einzelne, sondern gleichzeitig mehrere Heilpotenzen mitkonkurrieren, deren prozentmäßige Aufteilung nicht möglich sein wird.

Die erzielte Wirkung kann wie bei allen unseren therapeutischen Eingriffen entweder eine temporäre oder eine dauernde sein. Daß die Diathermie bei vielen Erkrankungen, wie Gelenksprozessen, Neuralgien, Ischias, Tabes usw. wertvolle rasch eintretende Erfolge erzielt, ist zweifellos. Häufig ist jedoch diese therapeutische Errungenschaft keine dauernde, sondern eine vorübergehende, symptomatische. Dabei darf man allerdings nicht vergessen, daß dies nicht selten in der Natur der Krankheit selbst (Tabes) seine Begründung findet. Niemand wird in einem solchen Fall mehr als einen temporären Effekt erwarten. Derjenige, der aber einige Erfahrung mit der Diathermie gesammelt hat, wird zur Überzeugung kommen, daß sie auch bleibende Heilwerte besitzt und daß ihre Wirkung sehr häufig eine eigenartig charakteristische ist. Je mehr Patienten man sieht, die zuerst vergeblich mit anderen medizinischen und physikalischen Mitteln behandelt wurden und schließlich nach Anwendung der Diathermie prompt und dauernd geheilt wurden, desto mehr ist man zu diesem Schluß berechtigt.

Auf welchem Wege diese Heilung zustande kommt, ist allerdings meist dunkel. wir müssen sie eben konstatieren. Aber ist die Wirkung unserer meisten Arzneimittel, nehmen wir selbst die der am sichersten erprobten, wie Digitalis, Opium und anderer, nicht ebenso dunkel?

Im folgenden sollen die Indikationen der Diathermie mehr vom praktisch-therapeutischen als vom pathologisch-anatomischen Standpunkt geordnet besprochen werden. An erster Stelle stehen daher die Gelenkerkrankungen. Hier sind es wieder bestimmte Formen der rheumatischen Arthritis, bei denen wir von der Diathermie einen Erfolg erwarten dürfen, vor allem aber die Arthritis gonorrhoica, welche auf die elektrische Durchwärmung oft glänzend reagiert. Wenn auch bei ihr, ebenso wie bei den gonorrhoischen Infektionen der Geschlechtsorgane, eine Tötung der Gonokokken, eine lokale Sterilisation nicht erreicht werden kann, so sind diese Affektionen doch einer weitgehenden, man kann sogar sagen, spezifischen Beeinflussung durch die Diathermie sicher. Ähnlich, wenn auch nicht gleich wirksam, werden mittels der Durchwärmung auch andere Gelenkerkrankungen behandelt, wie Gicht, traumatische und tabische Arthritiden.

Die Diathermie leistet ferner überall dort gute Dienste, wo es sich um ausgesprochen schmerzhafte Leiden wie Neuritis, Neuralgie, Ischias, Myalgie usw. handelt. Neben der raschen Schmerzstillung hat man nicht selten auch eine günstige Dauerwirkung zu sehen Gelegenheit.

Die Tiefenwirkung der Diathermie ermöglicht es, bei Erkrankungen der weiblichen Geschlechtsorgane, auch solchen nicht gonorrhoischer Natur, die Wärme mit Vorteil anzuwenden. Nicht ungünstig sind ferner die Aussichten, welche die Wärmedurchstrahlung bei der Behandlung innerer Organe verspricht. Erkrankungen des Herzens, der Lungen und der Nieren wurden bereits mit recht gutem, teilweise ausgezeichnetem Erfolge behandelt. Die weitere Ausbildung der Technik läßt vielleicht gerade hier manche dankenswerte Verwendungsmöglichkeit erhoffen.

Anhangsweise soll die sensibilisierende Wirkung der Diathermie für Röntgenstrahlen, welche experimentell wie klinisch erwiesen ist, eine kurze Würdigung finden.

2. Erkrankungen der Gelenke.

Arthritis rheumatica. Der Gelenkrheumatismus in seinen mannigfachen Formen, seit jeher ein Feld für die Thermotherapie, bildet auch ein dankbares Angriffsobjekt für die Diathermie. Zeynek und seine Mitarbeiter erprobten das von ihnen eingeführte Verfahren zuerst an Patienten mit Arthritis rheumatica an der Klinik Ortners in Innsbruck. Es sind dies jene zehn Fälle, über die sie in ihrer ersten Publikation berichten, die zum Teil geheilt, zum Teil wesentlich gebessert wurden. Diese günstigen Erfahrungen wurden in weiterer Folge von zahlreichen anderen Autoren, wie Nagelschmidt, Laqueur, Eitner, Stein u.v.a. bestätigt.

Es ist hier nicht der Ort, auf die Ätiologie der verschiedenen rheumatischen Gelenkerkrankungen sowie auf ihre anatomische und klinische

Gruppierung einzugehen; für die therapeutischen Absichten der Diathermie genügt es, sie einerseits in akute und chronische, andererseits in poly- und monartikuläre Formen einzuteilen.

Polyarthritis. Die akute Polyarthritis fällt wohl überhaupt nicht in das Indikationsbereich der Diathermie, hier kann diese mit der Salizyltherapie nicht konkurrieren. Eine lokale Durchwärmung wäre bei dem Ergriffensein einer größeren Zahl von Gelenken ein äußerst umständliches und zeitraubendes Unternehmen. Wollte man mit einiger Sicherheit auf einen Erfolg rechnen, so müßte man jedes erkrankte Gelenk täglich mindestens eine Viertelstunde lang durchstrahlen, eine Forderung, die sich in der Praxis aus äußeren Gründen wohl nur selten realisieren läßt. Wenn eine solche Behandlung auch schon experimenti causa und selbst mit Erfolg durchgeführt worden ist, so kann sie doch auf eine größere Verbreitung nicht rechnen.

Die Diathermie tritt vielmehr erst in ihre Rechte nach dem Ablauf des akuten Stadiums, wenn es sich darum handelt, den Rückbildungsprozeß, der sich häufig in dem einen oder dem anderen Gelenk verzögert, anzuregen oder zu beschleunigen.

Auch bei den subchronischen und chronischen Formen des Rheumatismus steht natürlich die technische Schwierigkeit der Behandlung in direktem Verhältnis zur Zahl der ergriffenen Gelenke, doch wird eine entsprechende Bemühung nicht selten durch einen vollen Erfolg gekrönt. Eitner, der sich die Mühe nahm, einen Patienten mit chronischer Polyarthritis zwei Monate lang zu behandeln, konnte demselben wieder die volle Beweglichkeit in allen Gelenken zurückgeben. Ähnliche Erfolge berichten auch Bernd, Laqueur u. a. Es ist vielleicht nicht unvorteilhaft, zumal wir heute den Rheumatismus als Allgemeininfektion auffassen, in geeigneten Fällen die multiple lokale Behandlung durch eine allgemeine Durchwärmung zu ersetzen. Zu diesem Vorschlag führt mich die günstige Erfahrung, welche ich in zwei Fällen von chronischem Gelenkrheumatismus durch die Behandlung im Vierzellenbad gewonnen habe.

Monarthritis. Einfacher gestaltet sich die Behandlung, wenn es sich um die isolierte Erkrankung eines Gelenkes handelt. Hier kann die Diathermie häufig schon gegen die akuten Symptome gute Dienste leisten, vor allem aber scheint sie dann indiziert, wenn nach dem akuten Anfall pathologische Residuen zur Resorption gebracht werden sollen. Laqueur lobt die Durchstrahlung besonders bei den kleinen Gelenken. Häufig sieht man bei hartnäckigen Exsudaten auch dann noch einen günstigen Effekt, wenn bereits andere physikalische Prozeduren vergebens angewendet wurden. Daß bei destruktiven anatomischen Veränderungen eine Restitution auch von der Diathermie nicht zu erwarten ist, erscheint selbstverständlich. Immerhin sind selbst bei ganz alten deformierenden Prozessen die Patienten über die Schmerzstillung noch recht erfreut.

Den rheumatischen Entzündungen der Gelenke ätiologisch und anatomisch verwandt sind die analogen Erkrankungen der Sehnenscheiden. Auch hier ist die Wirkung der Diathermie oft eine überraschend günstige.

Arthritis gonorrhoica. Die guten, zum Teil ausgezeichneten Heilerfolge, welche man bei der gonorrhoischen Gelenkentzündung durch Diathermie erzielt, dürfen wohl auf eine direkte Schädigung der Gonokokken durch die Wärme zurückgeführt werden, wenn man bedenkt, daß eine Temperatur von 38,5° C sie bereits in ihrem Wachstum beeinträchtigt und eine solche von 40—41° C sie (allerdings erst nach einigen Stunden) vollkommen abzutöten imstande ist. Die Versuche Laqueurs haben gezeigt, daß es auch am lebenden Tier gelingt, bei einer halbstündigen Durchwärmung die Fortpflanzungsfähigkeit der Gonokokken wesentlich einzuschränken.

In der Praxis scheinen die therapeutischen Aussichten um so besser zu sein, je frischer die Fälle sind, welche zur Behandlung kommen. Die akute gonorrhoische Gelenkerkrankung reagiert fast stets gut, häufig geradezu glänzend auf die Durchwärmung, so daß sie von manchen Autoren als absolute Indikation der Diathermie angesehen wird (Bernd, A. E. Stein). Laqueur u. a. konnten gleichfalls bei der Gonorrhoe verschiedener Gelenke, die auf eine andere Therapie keine oder nur eine geringe Besserung ergaben, den spezifischen Einfluß der Diathermie bestätigen.

Es ist jedoch nicht zu vergessen, daß es auch unter den akuten gonorrhoischen Arthritiden solche gibt, die von vornherein zu einer Destruktion des Gelenkes und damit zu einer Ankylose neigen. Trotz des raschen Zurückgehens der subjektiven Beschwerden läßt sich bei ihnen nicht immer eine Versteifung des Gelenkes verhindern (Pribram, Laqueur). Etwas weniger günstig scheinen die Heilungschancen bei der subakuten und chronischen Gelenkgonorrhoe zu sein. Es ist dies wohl damit zu erklären, daß die Hauptmasse der Gonokokken im Gelenk selbst sehr bald zugrunde geht und die restierenden mit der Akkomodation an ihren Nährboden die hochgradige Wärmeempfindlichkeit einbüßen.

Ist es bereits zu anatomischen Defekten gekommen, so können diese begreiflicherweise auch durch die Diathermie nicht mehr repariert werden, immerhin kann man auch bei weit fortgeschrittenen chronischen Gelenkprozessen noch recht günstige Resultate erzielen (Bernd, Eitner, A. E. Stein).

Eitner berichtet über 21 Fälle gonorrhoischer Arthritis; 8 von diesen waren akut, die übrigen chronisch. Sie wurden ausschließlich mittels Durchwärmung behandelt. Von den ersteren 8 haben 2 aus anderweitigen Gründen die Behandlung abgebrochen, die übrigen 6 heilten glatt ohne jede Komplikation. Der Erfolg bei den 13 chronischen Fällen war gleichfalls ein guter, soweit sie nicht bereits schwere Veränderungen in den Gelenken aufwiesen. Eitner glaubt überdies, daß das Resultat auch hier noch ein vollkommeneres hätte sein können, falls die Patienten mehr Ausdauer in der Behandlung gezeigt hätten.

Anhangsweise möge hier erwähnt werden, daß auch andere Affektionen gonorrhoischen Ursprungs, wie Tendovaginitis, Tarsalgien (Laqueur), in ähnlich günstiger Weise wie die gonorrhoischen Gelenkentzündungen auf Diathermie ansprechen.

Arthritis urica s. uratica. Der akute Gichtanfall wird durch die Diathermie in der Regel hervorragend günstig beeinflußt, ja nicht selten direkt koupiert (Bernd, Nagelschmidt, Laqueur u. a.), so daß Heilungen „oft schon in einer einzigen Sitzung zustande kommen" (A. E. Stein). Die hochgradige Druckempfindlichkeit verschwindet fast augenblicklich, die Rötung und Schwellung nehmen in kurzer Zeit ab. Auch größere Tophi können mitunter in wenigen Sitzungen zur vollen Resorption gebracht werden. Bernd empfiehlt, gleichzeitig mit der lokalen Durchwärmung größere Mengen von Flüssigkeit trinken zu lassen, um das Ausfallen der gelösten Urate an anderen Stellen zu verhindern.

Es muß jedoch ausdrücklich bemerkt werden, daß es neben den zahlreichen Fällen von akuter Gicht, welche auf die Diathermie ausgezeichnet reagieren, auch Ausnahmen gibt, bei denen diese Therapie versagt oder geradezu verschlimmernd auf das Leiden wirkt, indem sie die Schmerzen vergrößert (Gunzbourg). Es sind dies in der Regel Patienten, die auch Wärme in jeder anderen Form schlecht vertragen.

Auch die chronischen Formen der Gicht lassen sich durch Diathermie oft schneller und sicherer beeinflussen als durch jede andere physikalische Therapie.

Arthritis traumatica. Hier ist vor allem die schmerzstillende Komponente der Diathermie von Bedeutung, die es ermöglicht, Massage und Heilgymnastik so früh als möglich in Anwendung zu bringen.

Arthritis tuberculosa. Die Tuberkelbazillen im lebenden Gewebe durch Wärme abzutöten, ist schon seit langem ein Problem der Therapie. Bereits im Jahre 1891 versuchte Clado bei fungösen Gelenkerkrankungen dieses Ziel durch Heißluft zu erreichen. Er gibt an, auf diese Weise von 6 Patienten 4 geheilt zu haben. Bier, der diese Versuche systematisch wiederholte, sah bis auf einen einzigen Fall von der Heißluftbehandlung nur Verschlimmerungen, so daß er bei Gelenktuberkulose jedes aktiv hyperämisierende Verfahren für kontraindiziert hält.

Auch die Diathermie scheint uns hier nicht weiterzubringen. Die Beobachtungen, die bisher publiziert wurden, sind nicht sehr ermutigend. Nach A. E. Stein, der einge Fälle versuchsweise behandelte, eignet sich die Gelenktuberkulose wenig oder gar nicht für die Diathermie. Pribram berichtet von einem Fall, der sich auf die Behandlung besserte (s. auch später bei Erkrankungen der Knochen).

Arthritis tabetica. Auf tabische Gelenkerkrankung scheint die Diathermie nicht selten recht günstig zu wirken. Über eine bemerkenswerte Besserung einer tabischen Arthritis referiert Funck. Dieselbe bestand bereits seit neun Jahren und zeigte gegen alle Behandlungsmethoden, denen sie im Laufe dieser Zeit unterzogen worden war, einen hartnäckigen Widerstand. Schon nach den ersten Durchwärmungen konnte der Patient ein auffallendes Nachlassen der Schmerzen konstatieren, die nach der 12. Sitzung fast völlig verschwunden waren.

An dieser Stelle sei nochmals daran erinnert, daß die bei Tabeskranken nicht seltene Hyp- oder Anästhesie eine Kontraindikation für die Behandlung mit Diathermie bildet.

3. Erkrankungen der Knochen.

Von den akuten Affektionen sind es vor allen die Entzündungen des Periosts und die traumatischen Schädigungen des Knochens (Kontusionen), welche für die Diathermie in Betracht kommen. Auch für die Nachbehandlung von Frakturen leistet sie gute Dienste, wie A. E. Stein hervorhebt. Derselbe sah auch in einem Fall von Pseudarthrose eine günstige Wirkung.

Von chronischen Knochenerkrankungen ist weitaus die häufigste die Tuberkulose. Nach dem, was oben über Gelenktuberkulose gesagt wurde, würden die Aussichten hier nicht besonders vielversprechend sein, doch fehlt uns hierüber noch jede klinische Erfahrung. Eine Beobachtung, die ich selbst gemacht habe, scheint mir aber erwähnenswert. Es handelte sich um einen jungen zwanzigjährigen Mann, der an den zweiten Metakarpalknochen beider Hände eine symmetrische fistulöse Karies hatte. Mit Rücksicht auf die symmetrische Lokalisation und auf den Umstand, daß die Erkrankung beiderseits so ziemlich gleichweit vorgeschritten war, schien mir dieser Fall zur Bildung eines Urteils über die therapeutische Leistungsfähigkeit der Diathermie besonders brauchbar. Ich nahm nun die um ein wenig schlechtere Seite in Behandlung, diathermierte sie täglich durch 20 Minuten, während ich die Erkrankung der anderen Hand unter einem trockenen Verband sich selbst überließ. An der in Behandlung stehenden Hand ging die Sekretion in kurzer Zeit zurück, die Fisteln schlossen sich und waren nach Ablauf von 7 Wochen vollkommen übernarbt. Die unbehandelte Seite war in dieser Zeit eher schlechter als besser geworden. Leider entzog sich der Patient, als ich auch die zweite Hand in Angriff nehmen wollte, um nicht seine Pfründe zu verlieren, die er wegen Arbeitsunfähigkeit von der Gemeinde bezog, einer weiteren Behandlung. Eine derartige Behandlung ist allerdings außerordentlich zeitraubend und mühevoll und kann daher nur für ausgewählte Fälle in Betracht kommen.

4. Erkrankungen der Muskeln.

Von den Erkrankungen der Muskulatur kommt für die Diathermie vor allem der sogenannte Muskelrheumatismus in Frage, der teils für sich allein, teils mit Gelenkentzündungen vergesellschaftet auftritt. Die bekannteste Form desselben, der Lumbago, wird klinisch charakterisiert durch das Symptom der Myalgie. Dieses letztere wird durch die Durchstrahlung außerordentlich günstig beeinflußt, jedoch auch die

Heilung der Affektion selbst scheint durch die Behandlung beschleunigt werden zu können.

Funck sah einen Muskelrheumatismus, der seit 7—8 Wochen mit Salizylpräparaten und thermischen Applikationen vergeblich behandelt worden war, in 6 Sitzungen vollkommen heilen. Im übrigen gilt für diese Erkrankungen das gleiche, was bereits für den Rheumatismus der Gelenke gesagt wurde.

5. Erkrankungen der Nerven.

Jene schmerzhaften Nervenerkrankungen, welche in die nicht scharf abzugrenzenden Gruppen Neuritis und Neuralgie gehören, bieten der Diathermie ein dankbares Feld. Die Erfolge, die sie hier erzielt, sind nicht nur prompte Schmerzstillung, sondern häufig auch dauernde Beseitigung des Leidens. So konnte Eitner eine Neuralgie des Ulnaris, die bereits seit 3 Jahren bestand, bleibend zum Verschwinden bringen. Labbé und Blanche berichten von einer Zervikalneuralgie, die sich allen anderen Behandlungsmethoden gegenüber vollkommen retraktär verhielt und durch Diathermie geheilt wurde. Funck sah eine Ischias, die seit 9 Monaten vergeblich behandelt worden war, unter der elektrischen Durchwärmung sich außerordentlich bessern. Laqueur erzählt von einer äußerst schmerzhaften Sakralneuralgie unklarer Ätiologie, bei der die Schmerzen, nachdem sie allen anderen physikalischen und medizinischen Mitteln getrotzt hatten, nach wenigen Durchwärmungen verschwanden. Moeris u. a. berichten desgleichen über glänzende Erfolge bei Neuralgien verschiedener Art. Es ist wohl nicht zu bezweifeln, was auch meine eigenen Erfahrungen bestätigen, daß die Diathermie hier nicht allein symptomatisch, sondern direkt heilend wirkt.

Auch bei Nervenlähmungen wurde die elektrische Durchwärmung versucht. Labbé und Blanche konnten auf diese Weise 4 Patienten mit Fazialislähmung, die bereits anderweitig vergeblich behandelt worden waren, beträchtlich bessern.

Selbst dort, wo man mittels der Diathermie keine volle Heilung zu erzielen imstande ist, bildet sie häufig ein wertvolles Hilfsmittel der Therapie. So bei den schmerzhaften Krisen der Tabiker, wie dies zuerst von Nagelschmidt festgestellt, später von Laqueur, Moeris und anderen bestätigt wurde. Auch die Häufigkeit der Anfälle soll durch die Diathermie herabgemindert werden. Blasenkrisen bei multipler Sklerose reagieren ähnlich günstig (Bergonié und Rechou).

Es braucht wohl nicht besonders hervorgehoben zu werden, daß die Diathermie neben den zum Teil überraschenden Erfolgen in einzelnen Fällen auch vollkommen versagt, oder wenigstens nicht mehr leistet als andere Methoden der Elektrotherapie (Delherm).

Im Zusammenhang mit dem schmerzstillenden Einfluß, welchen die lokale Diathermie auf die peripheren Nerven ausübt, steht wohl auch die sedative Wirkung auf das zentrale Nervensystem, welche man bei Allgemeindiathermie beobachten kann. Es ist wohl außer Zweifel, daß die Diathermie im Vierzellenbad, am Kondensatorbett oder im Solenoid eine ausgesprochen beruhigende Wirkung auf das gesamte Nervensystem ausübt. Schon bei Verwendung der d'Arsonvalströme im Solenoid war vielen Forschern die schlaferzeugende Wirkung dieser Methode aufgefallen; sie wurde natürlich von anderer Seite als Suggestion abgelehnt. Nun ist aber diese Wirkung bei der allgemeinen Diathermie so eklatant und so regelmäßig, daß sie wohl nicht mehr geleugnet werden kann, „sie wird auch von Patienten, die gar nicht danach gefragt und nicht auf jene aufmerksam gemacht wurden, fast immer angegeben" (Braunwarth und Fischer).

Moeris berichtet über Erfolge, welche er mit Hilfe des Kondensatorbettes auch in schweren Fällen von Neurasthenie erzielte, die wahrscheinlich in gleicher Weise auf den nervenberuhigenden Einfluß der Hochfrequenzströme zurückzuführen sind.

6. Erkrankungen innerer Organe.

Wenn die Indikationen der Diathermie bei Erkrankungen innerer Organe auch noch keine strikten sind, so sind die bisher gesammelten Erfahrungen doch gerade auf dem Gebiete der internen Medizin so günstige, daß wir wohl mit Recht hier auf manchen therapeutischen Fortschritt rechnen dürfen. Wir haben in unserem physikalisch-therapeutischen Rüstzeug bis jetzt kein Mittel, welches so unmittelbar die Gefäßfüllung, die Blut- und Lymphbewegung in den großen inneren Organen unseres Körpers zu beeinflussen imstande wäre. Es ist doch sehr wahrscheinlich, daß Hand in Hand mit der Veränderung des Wärmeumsatzes und der Zirkulation auch eine Veränderung des Chemismus, der Sekretion, mit einem Wort der gesamten Organfunktion einhergeht.

Erkrankungen der Lunge. Von den akuten Erkrankungen der Lunge sind es vor allen die Bronchitis und die Bronchopneumonie, bei denen sich die Diathermie hervorragend wirksam erwiesen hat (Eitner, Morlet, Rautenberg, Kalker u. a.). Insbesondere ist die Verminderung der subjektiven Beschwerden, der Dyspnoe, und die Erleichterung des Auswurfes in die Augen springend. Der Auswurf wird flüssiger, und häufig tritt schon während der Behandlung eine reichliche Expektoration ein. In gleichem Sinne wirkt die Diathermie bei verschleppten subakuten und chronischen Bronchitiden (Emphysem).

Auch bei Tuberkulösen berichtet Rautenberg von ähnlichen Erleichterungen und Kalker sah desgleichen bei solchen Kranken „eine eklatante objektive Besserung" neben der Abnahme der subjektiven Beschwerden.

Bei Entzündungen der Pleura sowohl bei der Pleuritis sicca wie exsudativa scheint die Diathermie ebenfalls recht vorteilhaft zu wirken. Es macht den Eindruck —, wir haben hier leider keinen anderen Maßstab als den subjektiven — als ob die Exsudate unter der Behandlung rascher zur Resorption gebracht werden könnten.

Nagelschmidt hatte Gelegenheit, die Diathermie in 15 Fällen von Asthma bronchiale anzuwenden; 13 von diesen wurden wesentlich gebessert. Der Erfolg bestand in erster Linie in einer Erleichterung der Expektoration, die sich meist schon unmittelbar nach der Sitzung geltend machte. Während früher nur nach stundenlangem Husten wenig zäher Schleim expektoriert werden konnte, wurde nach der Sitzung reichliches Sputum mit wenig Hustenstößen ausgeworfen.

Erkrankungen des Herzens und der Gefäße. Die Wirkung der Diathermie bei Erkrankungen des Herzens dürfen wir uns wohl in der Weise erklären, daß die Durchwärmung eine bessere Durchlblutung des Herzmuskels herbeiführt, wodurch die Kraft desselben bei gewissen Schwächezuständen gehoben wird.

Rautenberg diathermierte eine Reihe von Herzklappenfehlern im Stadium der schwersten Kompensationsstörung, meist Mitralfehler mit Arythmie, Zyanose und Ödemen, die teilweise schon vergeblich mit Digitalis und diuretischen Mitteln behandelt worden waren. „Das anfangs nur stundenweise vorhandene Wohlbefinden nahm zu, bei 3 dieser Patienten trat enorme Diurese auf, so daß sie 8 und 10 kg Körpergewicht verloren. Sie konnten noch einige Monate später leichtere Arbeiten verrichten, nachdem es ihnen jahrelang vorher unmöglich gewesen war."

Daß diesen glänzenden Erfolgen andererseits Fälle gegenüberstehen, bei denen sich die Diathermie minder wirksam erwies oder ganz versagte, soll nicht verschwiegen werden. Immerhin sind die von Rautenberg berichteten Erfolge solche, daß es sich wohl lohnen dürfte, die Methode nicht erst in den Endstadien zur Anwendung zu bringen, sondern bereits dort zu versuchen, wo es sich darum handelt, die Herzkraft zu heben, um einer drohenden Insuffizienz vorzubeugen. Den Mitteilungen Rautenbergs reihen sich gleichsinnig die Beobachtungen Kalkers und anderer an.

Daß die Diathermie bei der Myodegeneratio cordis und den Erkrankungen der Koronargefäße hervorragend günstig wirkt, wurde bereits von Nagelschmidt hervorgehoben, in weiterer Folge von Morlet, Moeris, Rautenberg u. a. bestätigt. Die Anfälle von Angina pectoris werden nicht nur momentan erleichtert, sondern auch in ihrer Häufigkeit herabgesetzt, ja selbst ganz zum Verschwinden gebracht. Kalker berichtet von einem 51jährigen Offizier, der durch die Häufigkeit und Schwere seiner stenokardischen Anfälle körperlich so herabgekommen war, daß er seinen Abschied nehmen wollte. 20 Behandlungen mittels Diathermie machten ihn für Monate völlig beschwerdefrei. Über „außerordentliche Erfolge" referiert auch Rautenberg.

Braunwarth und Fischer konnten in verschiedenen Fällen von Arteriosklerose und Herzfehlern, die mit einem pathologisch erhöhten Blutdruck einhergingen, durch Behandlung im Vierzellenbad ein Absinken des Blutdrucks, verbunden mit einer Besserung des subjektiven Befindens, erzielen. Es ist bemerkenswert, daß dieses Absinken nicht ein bloß vorübergehendes war, sondern die Tendenz einer längeren Nachwirkung zeigte. Parallel damit war ein Rückgang der erweiterten Herzdämpfung zu konstatieren.

Auch bei peripherer Arteriosklerose mit Asphyxie der Extremitäten läßt sich durch lokale Behandlung die Zirkulation wieder heben; es können damit auch für längere Zeit die subjektiven Beschwerden, die sich meist in Klagen über kalte Füße und Hände äußern, beseitigt werden (Braunwarth und Fischer).

Erkrankungen der Niere. Die Aussichten für die Diathermie bei Erkrankungen der Niere, welche die bisherigen Erfahrungen eröffnen, sind nicht ungünstig. Allerdings ist die Zahl der Beobachtungen noch zu gering, um ein abschließendes Urteil zu ermöglichen. Nagelschmidt berichtete bereits in einer seiner ersten Publikationen über die erfolgreiche Behandlung zweier Nephritiden. Der erste Fall betrifft eine Frau mit einer seit Jahren bestehenden Nierenentzündung, die wesentlich gebessert wurde und bei der die Eiweißausscheidung im Urin im Verlaufe der Behandlung sistierte. Im zweiten Fall handelte es sich um ein junges Mädchen mit schweren Ödemen der unteren Extremitäten, bei dem durch die Behandlung sowohl die Anschwellungen wie der Eiweißgehalt des Harns zum Verschwinden gebracht werden konnten.

Bei der Hyperämisierung kranker Nieren, wie sie durch die Diathermie erzeugt wird, findet eine vermehrte Ausschwemmung morphotischer Elemente (Erythrozyten, Leukozyten, Epithelien, Zylinder) statt und zwar bei verschiedenen Kranken in verschiedenem Grade. Bei unsicheren Fällen von Nephritis scheint diese Erscheinung auch eine gewisse diagnostische Bedeutung zu haben, denn eine gesunde Niere hält ihre zelligen Elemente bei diesem Eingriff fest (Rautenberg).

Über die Anwendung der Diathermie bei sonstigen Erkrankungen innerer Organe liegen nur einzelne Berichte vor. Über die Behandlung der chronischen Appendizitis mit Hochfrequenzströmen teilt W. H. King günstige therapeutische Erfolge mit. Von 42 Fällen wurden 26 geheilt, 6 deutlich gebessert. Ist die Appendizitis bereits bis zur Eiterbildung fortgeschritten, dann scheint die Diathermie eine Vergrößerung der Schmerzen herbeizuführen, was vielleicht differentialdiagnostisch von einigem Wert ist. Günstige Resultate sah auch Sinn bei appendizitischen Verwachsungen.

Nach Labbé und Blanche wirkt die Diathermie auch vorteilhaft bei chronischer Enteritis.

7. Erkrankungen der männlichen Geschlechtsorgane.

Urethritis gonorrhoica. Versuche, die Infektionserreger der akuten Urethritis mittels Wärme abzutöten, wurden wiederholt gemacht. Neben einfachen Methoden wie gewöhnlichen Heißwasserspülungen wurden von Ullmann und auch von Welander komplizierte Instrumentarien gebaut, welche durch Wasserzirkulation in Metallröhren, die in die Urethra eingeführt wurden, eine länger dauernde gleichmäßige Temperaturerhöhung der Schleimhaut ermöglichen sollten. Die Erfolge waren recht prekäre und standen in keinem Verhältnis zu der umständlichen Apparatur. Auch andere Vorschläge wie die Einführung von elektrisch heizbaren hohlen Metallsonden fanden wenig Anklang.

Die Möglichkeit, mittels Hochfrequenzschwingungen Wärme in beliebiger Tiefe zu erzeugen, führte Eitner zu dem Versuch, die Diathermie bei der Harnröhrengonorrhoe zu erproben. Wie Eitner selbst ausführt, mußte man die Unzulänglichkeit der früheren Wärmemethoden vor allem darauf zurückführen, daß sie infolge ihrer geringen Tiefenwirkung nicht imstande waren, die in der Tiefe der Drüsenschläuche sitzenden Gonokokken zu erreichen. Die Diathermie schien geeignet, dieses Postulat zu erfüllen.

Die Erfahrung zeigte jedoch, wie gleich hier konstatiert werden soll, daß es so wie bei der Arthritis gonorrhoica auch bei der gonorrhoischen Urethritis nicht gelingt, das erhoffte Ziel zu erreichen. Wenn die Diathermie auch auf die akute Urethritis einen nicht zu leugnenden Einfluß in günstigem Sinn ausübt, so wurde bisher doch eine Heilung sensu strictiori, d. h. eine vollkommene Abtötung der Gonokokken *nicht* erreicht. Es ist dies wohl dadurch zu erklären, daß die Gonokokken im menschlichen Gewebe als auf dem ihnen am meisten zusagenden Nährboden wesentlich höhere Temperaturen vertragen als im Reagenzglas und daß infolgedessen eine Temperatur von etwa 42° C, die sie in vitro vernichtet, im Gewebe selbst nur ihre Entwicklung hemmt. Ich möchte diesbezüglich daran erinnern, daß schon Naegeli nachgewiesen hat, daß die Schädigungsgrenze der Wärme für verschiedene Bakterien von ihrem Nährboden abhängt.

So konnte auch Eitner konstatieren, daß man bei täglich zweimaliger Erwärmung auf 40—42° C in einer Dauer von 40 Minuten die Gonokokken wohl aus dem Sekret zum Verschwinden bringt, der Urin jedoch bleibt trübe und nach Aussetzen der Behandlung treten auch die Gonokokken wieder auf. Nichtsdestoweniger wirkt die Behandlung auf die Schmerzen und die sonstigen subjektiven Symptome recht günstig, so daß ihr Eitner den Vorzug vor der inneren Medikation mit Balsamicis und ähnlichen Mitteln gibt. Andererseits ist aber nicht zu verkennen, daß die Methode in der vorgeschlagenen Form noch keineswegs als ideale bezeichnet werden kann. Da sie umständlich, zeitraubend und kostspielig ist, so hätte sie eine wirkliche Berechtigung gegenüber den alten und einfacheren Methoden erst dann, wenn weitere Erfahrungen ihre Überlegenheit in therapeutischer Hinsicht dartun würden.

Die von Eitner vorgeschlagene Technik ist folgende: während der ersten acht Tage, also auf der Höhe der Entzündungserscheinungen, wird die Pars pendula womöglich zweimal des Tages durch eine halbe bis dreiviertel Stunden durchwärmt. Zu dem Zweck werden zwei Filzelektroden außen an die Haut des Penis angelegt, wobei durch ein in die Urethra eingeführtes Thermometer der Anstieg der Temperatur kontrolliert werden kann. Es erscheint nicht geraten, 42° C zu überschreiten.

Sind unter dieser Behandlung die foudroyanten Symptome gewichen, so kann man die Technik nachfolgend modifizieren. Die eine der Filzelektroden wird durch eine Spezialelektrode für die Harnröhre ersetzt. Diese besteht aus einem entsprechend dünnen Metallröhrchen, das an dem einen Ende eine Klemmschraube besitzt zum Anschluß an den einen Pol der Leitung. Dieses Röhrchen wird in das Innere eines halbweichen Katheters eingeführt, der so lang ist wie die Pars anterior der Urethra und seitlich von zahlreichen stecknadelkopfgroßen Löchern durchbohrt ist. Mittels dieses in die Harnröhre eingebrachten Doppelkatheters wird die Harnröhre mit 2—3 proz. Kochsalzlösung oder besser 1 prom. Argentum-nitricum-Lösung so weit gefüllt, bis ihre Schleimhaut entfaltet und gespannt ist. Das Abfließen der wäßrigen Lösung wird durch Zusammendrücken des Orificiums externum verhindert. Eine zweite Elektrode aus Filz umschließt den Penis von außen zylinderförmig und wird durch Gummiringe festgehalten. Der Strom durchsetzt bei dieser Anordnung den Penis radial zwischen Harnröhrenschleimhaut und Haut. Die anzuwendende Stromstärke wird durch die Toleranz des Patienten bestimmt und muß natürlich höchst vorsichtig dosiert werden.

Es ist ersichtlich, daß diese Behandlungsmethode eine äußerst subtile und delikate Aufgabe ist und zu ihrer vollen Beherrschung Geschicklichkeit und Übung erfordert. Von anderen vorgenommene Versuche, die Technik zu verbessern, haben bis jetzt zu keinem durchschlagenden Erfolg geführt. Es wurde eine Reihe verschiedener Elektroden konstruiert, die sich alle durch größere oder geringere Unzweckmäßigkeit auszeichnen.

Komplikationen der Gonorrhoe. Einfacher gestaltet sich die Methodik bei gewissen Komplikationen der Urethralgonorrhoe. Neben den periurethralen Infiltrationen, welche nach den Angaben Eitners recht günstig beeinflußbar sind, ist es vor allem die Epididymitis, welche insbesondere in älteren Fällen unter der Wärmedurchstrahlung eine rasche Rückbildung zeigt.

Im Gegensatz zur gonorrhoischen Arthritis scheint die Diathermie in ganz frischen Fällen von Epididymitis nicht angezeigt, da sie nicht selten eine Vermehrung der Schmerzen herbeiführt, vermutlich veranlaßt durch die infolge der Hyperämie sich einstellende Kapselspannung. Solche Mißerfolge bestimmten auch Klingmüller, die Anwendung der Diathermie bei der Epididymitis als „völlig ungeeignet" zu verwerfen. Auch soll nach der Anschauung dieses Autors die elektrische Durchwärmung bisweilen eine Ausbreitung des Prozesses auf den Samenstrang begünstigen, indem sie die Gonokokken mobilisiert. Wenn auch letztere Behauptung bis jetzt vereinzelt geblieben ist, so dürfte doch, wie dies auch Eitner zugibt, die Diathermie für das akute Stadium der Nebenhodenentzündung nicht zweckmäßig sein.

Dagegen bilden die subakuten und chronischen Infiltrate, welche nach der Gonorrhoe des Nebenhoden oft lange und hartnäckig bestehen bleiben, nach vielfachen Erfahrungen ein günstiges Behandlungsobjekt. So konnte Eitner bei 29 Patienten sehr schöne Erfolge erzielen und Laqueur hatte Gelegenheit, in mehreren Fällen eine auffallend rasche Rückbildung lang persistierender Tumoren zu konstatieren. Daneben war stets die Beseitigung der Schmerzen eine durchaus prompte. Zum Schluß sei noch erwähnt, daß auch die auf der Klinik Fourniers gemachten Erfahrungen mit der Diathermie bei Gonorrhoe recht aufmunternde sind.

Über die Verwendung bei anderen Geschlechtskrankheiten liegen Berichte von L. Fournier, M. Ménard und M. Guénot vor. Bei Ulcus durum scheint eine günstige Wirkung unverkennbar. Die Vernarbung erfolgte ohne jede Allgemeinbehandlung allein unter der Durchstrahlung in wenigen Tagen. Auch Sklerosen wurden deutlich weicher und bildeten sich rasch zurück. Viel weniger konstant waren die Resultate beim Ulcus molle. Wenn auch die Behandlung hie und da den ulzerösen Zerfall einzuschränken schien, so war doch in anderen Fällen trotz energischer Durchwärmung ein Fortschreiten des Prozesses nicht aufzuhalten.

8. Erkrankungen der weiblichen Geschlechtsorgane.

Auch auf dem Gebiete der Frauenkrankheiten dürfte die Diathermie einige lohnende Aufgaben finden. Allerdings sind die Erfahrungen hier noch zu geringe, um die Indikationen bereits scharf abgrenzen zu können. Soweit man sie derzeit übersehen kann, sind es aber besonders die entzündlichen Erkrankungen des Uterus und seiner Adnexe, welche für die Behandlung in Betracht kommen. Auch hier steht in erster Reihe die Gonorrhoe, die ja das Gros aller entzündlichen Affektionen des weiblichen Genitales darstellt.

Mit Rücksicht auf die im vorigen Kapitel gemachten Vorstellungen wird man bei ganz akuten Fällen einige Vorsicht walten lassen; es ist jedoch durch die therapeutischen Versuche Brühls bereits sichergestellt, daß die Diathermie schon im subakuten Stadium mit Vorteil angewendet werden kann. Vor allem aber leistet sie in alten Fällen, bei den so häufigen peri- und parametrischen Adhäsionen ausgezeichnete Dienste, indem sie den nicht selten qualvollen Zustand häufig besser als jede andere lokale Behandlung beeinflußt. Brühl rühmt insbesondere die lang nachwirkende Schmerzstillung.

Henkel hat auch in der Geburtshilfe die Diathermie mit Erfolg angewendet. Er berichtet über einen Fall von Missed labour, bei dem die Geburt, nachdem Pituitrin vergeblich gebraucht worden war, durch die Diathermie in Gang kam. In einem zweiten Fall von Wehenschwäche war der Effekt der Durchwärmung ein gleich guter.

Technik: Die Diathermie des weiblichen Genitales kann in zweifacher Weise ausgeführt werden. Einerseits derart, daß man mittels einer über der Symphyse und einer zweiten über dem Kreuzbein angelegten Elektrode das Becken in seinem ganzen Durchmesser durchstrahlt, wobei sämtliche Organe desselben, also auch die Blase und das Rektum erwärmt werden. Zweitens indem man eine Elektrode auf die Bauchdecken setzt, eine andere in die Vagina oder in das Rektum einführt. Auf diese Weise kann man eine mehr lokalisierte Erwärmung erreichen.

Liegt die Bauchdeckenelektrode in der Mittellinie, die zweite Elektrode in der Vagina, so wird vor allem der Uterus von den Hochfrequenzschwingungen getroffen. Verschiebt man die äußere Elektrode nach rechts oder nach links, so kann man die Parametrien einzeln in den Stromkreis bringen (Bimanuelle Untersuchung).

Sellheim benutzt als Vaginalelektrode einen Waschlederbeutel, der mit Zinnschrot gefüllt und um ein Glasrohr als Achse so genäht ist, daß er eine Stabform annimmt. Die Einführung einer solchen Elektrode in die Vagina oder das Rektum, soll sie gefahrlos sein, setzt jedoch bereits einige Erfahrung in der Technik der Diathermie voraus. Beschränkt man sich darauf, die Organe des Beckens nach der ersten Methode, also mittels zweier externer Elektroden zu durchwärmen, dann sollen diese, um einen hinreichenden Effekt auch in loco morbi zu erzielen, möglichst großflächig und die angewendete Stromstärke eine genügend hohe sein.

Anhang.

9. Die Kombination von Diathermie und Radiotherapie.

Bernd machte bereits in einer seiner ersten Publikationen auf die Möglichkeit aufmerksam, das Gewebe maligner Tumoren durch elektrische Schwingungen für Röntgenstrahlen zu sensibilisieren. Er berichtet über zwei Tumoren, die von ihm diathermiert und im Anschluß daran von G. Schwarz bestrahlt worden waren, bei denen es den Anschein hatte, als ob ihre Rückbildung durch die vorausgegangene Diathermie beschleunigt worden wäre. Bernds Vorschlag wurde später von H. E. Schmidt wiederholt und von Christoph Müller klinisch geprüft. Dieser konnte bei verschiedenen malignen Neubildungen, die sich der Röntgenstrahlung gegenüber als refraktär erwiesen, ein Kleinerwerden erzielen.

Im Anschluß an diese Beobachtungen stellten Fr. Bering und H. Mayer eine Reihe von experimentellen Untersuchungen an, welche das Ziel verfolgten, die sensibilisierende Wirkung der Diathermie für Röntgenstrahlen objektiv nachzuweisen. Sie machten ihre Experimente an Kaninchenhoden, und zwar derart, daß sie nur einen der beiden Hoden diathermierten, um dann beide mit der gleichen Röntgendosis zu bestrahlen. Sie hatten so an dem zweiten nicht durchwärmten Testikel ein Vergleichsobjekt, das gestattete, den Einfluß der Diathermie auf der anderen Seite zu beurteilen. Es ergab sich nun in der Tat, daß der diathermierte Hode sich radiosensibler zeigte, indem die an ihm nachweisbare Röntgendegeneration stets stärker ausgebildet war als an dem nicht durchwärmten Hoden. Es zeigte sich weiter, daß die Differenz in der beiderseitigen Wirkung bei großen Strahlenquantitäten nicht so augenfällig war wie bei der Anwendung von kleinen Mengen. Bei einer Dosis von 9—10 x, bei welcher das Zerstörungswerk schon ein ziemlich ausgiebiges ist, ist immerhin auf der durchwärmten Seite die Läsion noch etwas umfangreicher. Weitaus manifester ist jedoch der Unterschied, wenn man nur eine kleine Strahlenmenge, etwa 2 x, appliziert. Hierbei zeigen sich an dem nicht diathermierten Hoden noch keine histologisch nachweisbaren Veränderungen, an dem diathermierten dagegen sind dieselben bereits deutlich ausgesprochen. Es wird also durch die Diathermie die elektive Wirkung der Röntgenstrahlen erweitert.

Bering und Mayer sind der Ansicht, daß für die durch ihre Versuche nachgewiesene Radiosensibilisierung in erster Linie die durch die Diathermie veranlaßte Hyperämie ursächlich in Betracht kommt, nachdem von H. E. Schmidt, G. Schwarz u. a. nachgewiesen worden ist, daß die erhöhte Blutfülle eines Organes dessen Röntgenempfindlichkeit wesentlich steigert. Umgekehrt ist ja auch bekannt, daß Anämie des Gewebes, sei sie durch Kompression erzeugt (G. Schwarz) oder durch Adrenalin (Reicher und Lenz), die Sensibilität desselben für Röntgenstrahlen herabsetzt. Christoph Müller, der in einer größeren klinischen Versuchsreihe den praktischen Wert der Kombination von Diathermie und Radiotherapie erprobt hat, spricht dagegen die Meinung aus, daß neben der Hyperämie noch andere, bis jetzt unbekannte Faktoren für die Sensibilisierung maßgebend seien. Ich möchte auch hier wieder auf den spezifischen Reiz der elektrischen Schwingungen hinweisen. Es ist nicht ausgeschlossen, daß sie eine direkte Wirkung auf die Zellen ausüben in dem Sinne, daß sie deren chemisches Gefüge so erschüttern, daß es unter der nachfolgenden Röntgenstrahlung leichter zusammenbricht.

Auch von Lenz wurde an der II. Medizinischen Klinik der Charité in Berlin die kombinierte Wirkung der Diathermie und Radiotherapie experimentell studiert. Lenz konnte gleichfalls den sensibilisierenden Einfluß der Diathermie bestätigen. Bei einem faustgroßen, subkutan gelegenen Mammakarzinom (Rezidiv), dessen eine Hälfte er diathermierte und das er in unmittelbarem Anschluß daran in seiner ganzen Ausdehnung einer Röntgenerythemdosis exponierte, konnte er nach 14 Tagen an der diathermierten Tumorhälfte eine deutliche Verminderung des Volumens und eine Abnahme der Konsistenz nachweisen gegenüber der mit Röntgenstrahlen allein behandelten Hälfte.

Ein solch aktivierender Einfluß der Diathermie läßt sich nach den Erfahrungen von Lenz, die auch durch die Versuche von Bering und Mayer bekräftigt werden, nur dann konstatieren, wenn die Durchwärmung der Röntgenbestrahlung unmittelbar vorausgeht, die umgekehrte Reihenfolge, bei der der Tumor zuerst bestrahlt und dann durchwärmt wird, scheint keinen Effekt zu haben. Die Erhitzung soll eine möglichst ausgiebige sein, jedoch die Schädigungsgrenze für das Gewebe nicht erreichen. Davor zu warnen ist aber, worauf schon Bernd hinweist, eine solche Reizdiathermie, welche nicht direkt auf eine Zerstörung des Gewebes ausgeht, für sich allein ohne nachfolgende Röntgenbestrahlung bei malignen Tumoren vorzunehmen. Es ist nicht unwahrscheinlich, daß durch den vermehrten Blut- und Saftstrom das Wachstum des Tumors angeregt wird. Klinische Beobachtungen von Lenz scheinen dafür zu sprechen.

Der Wert der Diathermie als Sensibilisator für Röntgenstrahlen ist ein doppelter. Einerseits sind wir dadurch in die Lage versetzt, Neubildungen, die sich „röntgenrefraktär“ verhalten, dem Einfluß der Strahlung zugänglich zu machen, andererseits — und das ist vielleicht noch wichtiger — haben wir in dem Verfahren auch ein Mittel, unter der Haut liegende Neubildungen zu sensibilisieren und auf Grund dessen durch eine Röntgendosis zu zerstören, welche die Haut selbst noch nicht schädigt. Dies scheint im ersten Moment vielleicht nicht ganz verständlich, weil es die Voraussetzung in sich schließt, daß die Haut selbst nicht mitsensibilisiert wird, eine Diathermie des Tumors aber ohne eine Diathermie der Haut nicht gut ausführbar ist. Die Haut wird durch die Diathermie natürlich ganz ebenso wie das Tumorgewebe sensibilisiert und Messungen haben ergeben, daß die Kontaktstellen der Elektroden mit der Haut infolge ihrer Erwärmung bereits bei $^3/_4$ der Erythemdosis eine Reaktion zeigen. Diese anscheinende Schwierigkeit läßt sich aber nach Christoph Müller und Lenz in folgender Weise überwinden. Die Elektroden werden so angelegt, daß die von ihnen bedeckten Hautstellen außerhalb des X-Strahlenkegels zu liegen kommen, es steht daher die Richtung des Diathermiestromes senkrecht auf der Richtung der nachfolgenden Röntgenstrahlen. Die von den Elektroden berührten und daher hypersensiblen Hautteile werden überdies durch Bleiplatten während der Bestrahlung abgedeckt. Man kann auch nach dem Vorschlage von Reicher und Lenz versuchen, sie durch eine Adrenalininjektion zu desensibilisieren.

Keating-Hart diathermiert und röntgenisiert gleichzeitig, indem er zur Durchwärmung dünne Aluminumelektroden verwendet, die er der Haut unter gleichzeitiger Kompression aufsetzt. Die Aluminiumplatten sind mit Eisbeutel bedeckt, welche die Aufgabe haben, die Erwärmung und die Sensibilisierung der Haut zu verhindern. Durch Eisbeutel und Elektrode hindurch wird bestrahlt. Keating-Hart bezeichnet seine Methode als Thermoradiotherapie.

Die Kombination von Diathermie und Röntgentherapie eröffnet schließlich noch eine weitere Perspektive, nämlich, diese beiden therapeutischen Mittel nicht nur dort zu kombinieren, wo es sich um eine Gewebszerstörung handelt, sondern ihren gleichgerichteten Effekt auch dort auszunützen, wo erfahrungsgemäß schon die Diathermie oder die Radiotherapie für sich allein einen guten Erfolg erzielt. Dahin zählen nach Lenz: tuberkulöse Peritonitis, tuberkulöse Lymphome, Arthritis tuberculosa, chronischer Gelenkrheumatismus und schwere Neuralgien.

10. Die Kombination der Diathermie mit anderen Methoden.

Die Diathermie läßt sich natürlich auch mit anderen physikalischen Methoden kombinieren, wie ja häufig physikalische Methoden untereinander in mannigfacher Weise kombiniert werden. Von der großen Zahl möglicher Variationen seien jedoch nur einige wenige hier erwähnt und zwar nur solche, denen ein spezieller Vorteil innezuwohnen scheint. Von Bernd und Preyß wurde die Verbindung der Diathermie mit Bierscher Stauung empfohlen. Abgesehen von der Möglichkeit, daß sich die Heilwerte beider Methoden summieren können, hat diese Kombination den Vorteil, daß sie durch die Verzögerung der Blutabfuhr die Wärme in den behandelten Körperteilen längere Zeit zurückhält. Die Stauungsbinde wird am zweckmäßigsten unmittelbar nach der Durchstrahlung angelegt. Sie vorher anzulegen und während der Stauung zu diathermieren, halten Bernd und Preyß für bedenklich, weil es bei einer zufälligen Überhitzung zu einer Thrombose in den Blutgefäßen kommen könnte.

Eine zweite, durchaus vorteilhafte Kombination ist die der Diathermie mit Massage und Heilgymnastik. Die Mechanotherapie wird sich am besten sofort an die Durchwärmung anschließen. Die schmerzstillende Wirkung der Diathermie bedingt eine Lösung der reflektorischen Kontrakturen und setzt die Empfindlichkeit der erkrankten Gelenke gegen aktive und passive Eingriffe bedeutend herab. Die Patienten werden daher direkt im Anschluß an die Durchwärmung mechanotherapeutische Prozeduren mit geringeren Schmerzen oder vielleicht schmerzlos ertragen, die andernfalls unmöglich gewesen wären.

Von A. E. Stein wird weiter die lokale Behandlung mittels Diathermie gleichzeitig mit dem Gebrauch von Radiumemanation empfohlen. Stein stellt sich vor, daß die Diathermie die Zellen des durchwärmten Gewebes in ähnlicher Weise für die Strahlung der Radiumemanation und ihrer Derivate sensibilisiert, wie dies für die Röntgenstrahlen nachgewiesen wurde, eine Annahme, die, wenn auch nicht erwiesen, doch unserem theoretischen Vorstellungskreis entspricht. Die Emanation wird hierbei nach einer der heute üblichen Methoden (Inhalation, Trink- oder Badekur) dem Organismus einverleibt. Im Notfalle kann man sich auch der lokalen Anwendung von radioaktiven Umschlägen, Radiumkompressen oder dergleichen bedienen.

Sechstes Kapitel.

Die chirurgische Diathermie und die Lichtbogenoperation.

1. Die Hochfrequenzströme in der Chirurgie.

In der Chirurgie benützen wir die deletäre, gewebszerstörende Wirkung der Hochfrequenzströme. In diesem Sinne werden sie, ursprünglich natürlich in der durch Tesla und d'Arsonval bekannt gewordenen Form, bereits seit Jahren verwendet.

H. Strebel hat schon im Jahre 1904 gezeigt, daß man mittels Hochfrequenzfunken pathologische Neubildungen zerstören kann[1]). Er berichtete damals über eine Reihe von Heilungen, welche er durch die von ihm angewendete Methode bei Lupus vulgaris, Lupus erythematodes und Naevus planus erzielte. Auch von Oudin, Bergonié u. a. wurden die von einem Teslatransformator abgeleiteten Funken zu kleineren kosmetischen Operationen benutzt, ohne daß diese Methode jedoch zu einer allgemeineren Verbreitung gelangt wäre.

Erst als im Jahre 1906 und 1907 de Keating-Hart Versuche größeren Stils unternahm und Pozzi 1907 in der Pariser medizinischen Akademie über die Erfolge berichtete, welche er mit dem de Keating-Hartschen Verfahren erzielt hatte, gelangte plötzlich die Hochfrequenztherapie in der Chirurgie zu einem unerwarteten Ansehen. Es ist noch in allgemeiner Erinnerung, welches Aufsehen die Blitzbehandlung des Krebses, ursprünglich als Sideration, später als Fulguration bezeichnet, in weiten Kreisen hervorrief und welche Hochflut sie in der Literatur zur Folge hatte.

Es ist hier nicht der Ort auf die Bedeutung dieser Methode einzugehen, es soll an dieser Stelle nur so viel über dieselbe gesagt werden, als notwendig ist, sie gegenüber der modernen Lichtbogenoperation bzw. der Diathermie zu charakterisieren.

Das Prinzip der Fulguration besteht darin, daß man nach möglichst exakter chirurgischer Entfernung eines Neugebildes auf die dadurch entstandene Wunde hochfrequente Funken von sehr hoher Spannung, wie sie z. B. ein Oudinscher Resonator liefert, mittels einer geeigneten Elektrode aus einer Entfernung von 8—10—15 cm überschlagen läßt. Diese Operation verfolgt den Zweck, durch den teils thermisch-kaustischen, teils mechanisch zerstrümmernden, teils chemisch wirksamen Funken etwaige zurückgebliebene maligne Keime, die dem Messer des Chirurgen entgangen sind oder nicht entfernt werden konnten, zu zerstören, sei es direkt, sei es indirekt durch die sich in der Folge einstellende Wundreaktion.

Vom physikalisch-technischen Standpunkt ist hervorzuheben, daß die Fulguration eine unipolare Methode ist, d. h., daß zu ihrer Ausführung nur eine einzige Elektrode verwendet wird, diejenige in der Hand des Chirurgen, die mit dem einen Ende der Strahlspule verbunden ist. Der Patient selbst, der auf dem Operationstisch liegt, ist ohne jede leitende Verbindung mit dem Apparat. Der gewöhnlich zur Anwendung kommende Hochfrequenzstrom ist von der Art, wie er von einem d'Arsonval-Instrumentarium geliefert wird, bestehend aus einzelnen stark gedämpften, in langen Intervallen sich folgenden Kondensatorentladungen. Da der Funkenstrom eine Luftstrecke von 8—15 cm zu überbrücken hat, so muß er natürlich entsprechend hoch, auf einige

[1]) H. Strebel, Eine neue Behandlungsweise für Lupus und bösartige Neubildungen mittels molekularer Zertrümmerung durch kontinuierliche, hochgespannte, hochfrequente Funkenströme. Deutsche Medizinische Wochenschrift 1904, Nr. 2.

hunderttausend Volt gespannt sein. Dies geschieht in einem Transformator nach dem Prinzipe der Resonanz. Die Intensität der verwendeten Ströme ist relativ gering, sie beträgt maximal 700—800 Milliampere (Bergonié).

Dem Wesen nach wird an der Methode nichts geändert, wenn man an Stelle der d'Arsonvalschen bzw. Teslaschen Kondensatorentladungen die Partialentladungen der Löschfunkenstrecke benützt, mit andern Worten jene Form der Hochfrequenzströme, wie man sie zur Diathermie verwendet. Natürlich heißt das nicht, daß der an den Klemmen für Diathermie abnehmbare Strom ohne weiteres auch zur Fulguration geeignet ist. Für letzteren Zweck muß er ja ungleich höher gespannt sein und dementsprechend transformiert werden.

Die Firmen Siemens & Halske, sowie Reiniger, Gebbert & Schall haben zu ihren Diathermieapparaten Zusatzinstrumentarien gebaut, die im wesentlichen aus einem Hochspannungstransformator bestehen, der die Aufgabe hat, die im Primärkreis des Diathermieapparates zustandekommenden Schwingungen hoch zu transformieren, wodurch sie auch zu unipolarer Anwendung wie zur Fulguration geeignet werden (siehe Seite 43). Die Verwendung der Diathermieströme für diesen Zweck bedeutet vom elektrotechnischen Standpunkt sogar einen wesentlichen Fortschritt, da die Energie des primären Schwingungskreises besser ausgenützt wird als bei den Apparaten nach d'Arsonval[1]).

Die Löschfunkenstrecke und die von ihr erzeugten Schwingungsströme mit hoher Impulszahl gestatten aber gleichzeitig noch eine andersartige Verwertung der Hochfrequenz in der Chirurgie, sie ermöglichen die Lichtbogenoperation nach de Forest. De Forest benutzte solche Schwingungsströme, transformierte dieselben in einem sekundären Kreis, jedoch nicht auf die enorme Spannung, wie sie die Fulguration erfordert, um einen Lichtbogen bis zu 15 cm zu erhalten, sondern nur so weit, daß er bei unipolarer Anwendung einen Lichtbogen von wenigen Millimetern erhielt, wozu bereits eine Spannung von 400—700 Volt genügt. Mit einem solchen Miniaturlichtbogen lassen sich aber nun — und das ist das prinzipiell Neue — noch ganz andere Wirkungen erzielen, als mit dem großen Lichtbogen der Fulguration. Die ungezügelten, breit aufklatschenden Funken des Lichtbogens bei der Fulguration — im Grunde genommen ist ja auch die Fulguration bereits eine Lichtbogenoperation — haben nur einen auf die Fläche gerichteten, grob zerstörenden Effekt, eine exakte punkt- oder linienförmige Lokalisation der Funken ist bei der Spannungsweite des Schwingungsstromes natürlich nicht mehr möglich. Anders bei dem kleinen Lichtbogen von de Forest. Läßt man denselben aus einer spitzen Elektrode auf den Körper übergehen, so liegt es bei dem minimalen Abstand zwischen Elektrode und Haut vollkommen in der Hand des Operateurs, den Funkenübergang scharf zu lokalisieren. Konzentriert man den Lichtbogen

---

[1]) H. Boas, Die Fulguration im Lichte zeitgemäßer Elektrotechnik. Archiv für physikalische Medizin und medizinische Technik 1908, Bd. 4.

auf die Spitze einer Nadel, wie dies zuerst de Forest getan, und fährt damit linear gleitend über ein Gewebe, so zeigt sich eine neue eigenartige Erscheinung, das Gewebe fällt unter der Elektrode auseinander, gespalten wie von der Schneide eines scharfen Messers. Verweilt man nicht zu lange an der gleichen Stelle, dann wird die Schnittfläche durch die auftreffenden Fünkchen auch kaum verschorft, sie ist ebenso frisch wie die mit dem Messer erzeugte. Wir haben also in dem Lichtbogen nach de Forest ein Schneidewerkzeug, ein Skalpell, das aber nicht nur schneidet wie jedes andere, sondern noch einen speziellen Vorzug besitzt, die Schnittfläche selbst zu sterilisieren, was in manchen Fällen von erheblicher Bedeutung ist.

Von der de Forestschen Methode zur Lichtbogenoperation nach Czerny oder zu Doyens Voltaisation bipolaire ist nur ein Schritt. Bei der Operation nach de Forest bedient man sich nur einer einzigen Elektrode wie bei der Fulguration, die Methode ist also gleichfalls eine unipolare. Czerny und Doyen vervollständigen den sekundären Schwingungskreis, indem sie den Patienten auf eine große, am Operationstisch befindliche Metallelektrode legen, die mit dem andern Pol des Apparates in Verbindung steht, wegen ihrer Größe aber thermisch unwirksam, indifferent bleibt. Ihre Methode ist also eine bipolare und wird daher auch, da sie im übrigen mit der Methode von de Forest identisch ist, als bipolare Forestisation bezeichnet. Der Stromkreis, in dem sich der Patient befindet, ist dabei nur durch jene kleine sekundäre Funkenstrecke unterbrochen, in welcher sich der wirksame Lichtbogen ausbildet.

Ganz andere Absichten als die Lichtbogenoperation, die uns ein Mittel ist, maligne Tumormassen oder andere pathologische Gebilde steril aus der Umgebung auszulösen, verfolgt die chirurgische Diathermie. Mit ihr erzielen wir keine Abtragung des Gewebes, sondern nur eine Abtötung desselben, wobei die Entfernung auf irgend eine andere Art erfolgt.

Die bisher besprochene Anwendungstechnik der Diathermie bei Gelenkserkrankungen, inneren Leiden und dergleichen ist von der der chirurgischen Diathermie nicht prinzipiell, sondern nur graduell verschieden, es handelt sich im wesentlichen nur um eine Verschiedenheit in der Dosierung. Während wir im ersten Fall die Diathermie ausschließlich als einen vitalen Reiz verwenden, der gewisse physiologische Reaktionen mit therapeutischen Endwerten auszulösen imstande ist, und uns dabei hüten, eine dauernde Schädigung des durchstrahlten Gewebes zu verursachen, ist es bei der chirurgischen Diathermie gerade das letztere was wir anstreben, eine Zerstörung, eine Koagulation, eine Verkochung des Gewebes. Ist dasselbe auf diese Weise abgetötet, so wird seine Abstoßung entweder der Natur überlassen oder seine Abtragung nach einer der gebräuchlichen chirurgischen Methoden vollzogen.

Im folgenden sollen nun die beiden Methoden, die chirurgische Diathermie und die bipolare Lichtbogenoperation bezüglich ihrer Technik und ihrer Indikationen etwas näher ausgeführt werden. Da ich selbst mit Ausnahme einiger experimenteller Studien als Nichtchirurg über keine klinischen Erfahrungen auf diesem Gebiete verfüge, ich aber doch die Darlegung der operativen Anwendungsformen der Diathermieströme in einer Monographie über Diathermie für notwendig erachte, so schließe ich mich im nachstehenden eng an die Ausführungen Czernys und seiner Schüler, insbesondere an die Werners und Caans an, die seit Jahren mit diesen Methoden arbeiten und dieselben auch mit der nötigen Kritik beurteilen, was mir nicht bei allen anderen Autoren der Fall zu sein scheint. Herrn Prof. R. Werner bin ich für die Durchsicht dieses Kapitels zu besonderem Dank verpflichtet.

2. Die chirurgische Diathermie.

Bei der chirurgischen Diathermie kommt es darauf an, das Gewebe, das zerstört werden soll, durch Erhitzung zur Koagulationsnekrose zu bringen, es soll das pathologische Gebilde in seinem ganzen Durchmesser verkocht werden. Diese Anwendungsweise wird von Werner als Elektrokaustik, von den Franzosen als Elektrokoagulation bezeichnet.

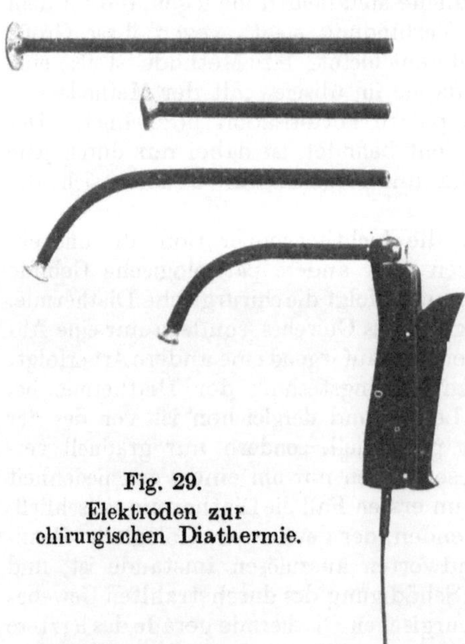

Fig. 29. Elektroden zur chirurgischen Diathermie.

Instrumentarium. Zur chirurgischen Diathermie kann jeder Diathermieapparat Verwendung finden, der genügende Stromstärken liefert. Die Stromstärke muß unter Umständen bis auf 1 Ampere pro cm^2 gesteigert werden können. Dabei soll die zur Verfügung stehende Spannung eine genügende Höhe haben, da in dem Moment, wo das Gewebe koaguliert, der Widerstand desselben bedeutend anwächst und infolgedessen die Stromstärke bei niedriger Spannung stark zurückgeht, wodurch eine Kontrolle der Tiefenwirkung nach Zeit und Stromstärke unmöglich wird.

Als Elektroden dienen blanke, meist vernickelte Metallplättchen verschiedener Form, die an einen mit Hartgummi isolierten Elektrodenhalter aufschraubbar, sowie rasch und bequem auswechselbar sind. Je nach der Form und Größe des zu zerstörenden Gebildes verwendet man kreisförmige, elliptische oder ähnlich geformte Scheiben von 1,5 bis 3,5 cm Durchmesser (Fig. 29). Handelt es sich um die Koagulation kleinster, isolierter Knötchen, so wird eine stumpfe Metallspitze als Elektrode benützt.

Um das Arbeiten in Höhlen zu erleichtern, werden zwischen Operationselektrode und Elektrodenhalter bisweilen längliche gerade oder gebogene Zwischenstücke eingeschaltet.

Technik. Bei der Elektrokaustik ist so wie bei der elektrischen Wärmedurchstrahlung der therapeutische Stromkreis in sich geschlossen, es werden also stets zwei Elektroden benötigt. Nicht immer dienen aber beide gleichzeitig zur Koagulation, unter Umständen ist auch nur eine von ihnen die wirksame, während der zweiten als indifferenten nur die Aufgabe zufällt, den Stromkreis zu schließen. Man kann danach zwei Arten der Technik unterscheiden.

1. Methode mit zwei wirksamen Elektroden. Zur Zerstörung von Tumoren, welche über das Niveau ihrer Umgebung gut hervortreten und entsprechend abgegrenzt sind, wird man in der Regel zwei annähernd gleiche Elektroden verwenden,[1] welche einander diametral gegenüber auf die Oberfläche der Geschwulst aufgesetzt werden, um diese je nach

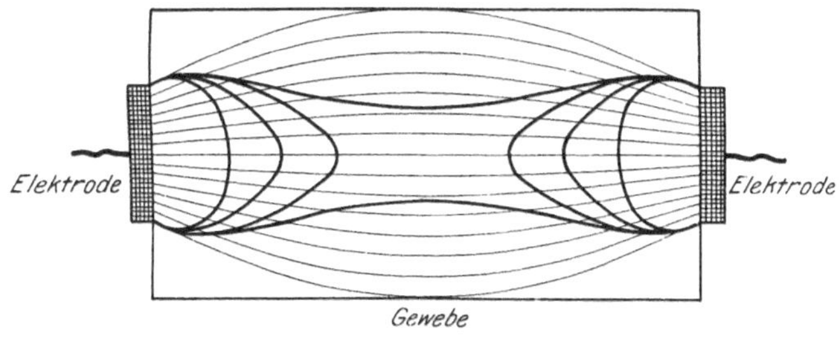

Fig. 30.

ihrer Größe entweder auf einmal oder in mehreren Ansätzen zu verkochen. Die Koagulation beginnt dabei immer unter den Elektroden, um von dort aus zentralwärts fortzuschreiten. Dabei macht man die Beobachtung, daß in dem Maße, als das Eiweiß auf der Strombahn gerinnt, die anfänglich eingestellte Stromstärke zurückgeht. Unter kleinen Elektroden kann es auch zur Flammenbildung kommen, da der Strom, wenn der Widerstand ein sehr bedeutender wird, lieber über das Gewebe hinweg als durch dieses hindurch geht. Fig. 30 zeigt schematisch das sukzessive Fortschreiten der Koagulation unter zwei gleich großen Elektroden entsprechend der größten Dichte der Stromlinien.

2. Methode mit einer wirksamen Elektrode. Bei diesem Verfahren kommen zwar ebenfalls zwei Elektroden zur Anwendung, aber nur eine von ihnen ist die eigentlich wirksame, die Operationselektrode, die zweite ist thermisch unwirksam und wird daher auch als indifferente oder inaktive Elektrode bezeichnet. Um diese verschiedene Wirksamkeit zu erzielen, wird die Elektrode, welche inaktiv bleiben soll, ihrer Fläche nach ungleich größer gewählt als die aktive, so daß unter beiden die Stromdichte, von der ja die Erwärmung abhängt, außerordentlich verschieden wird.

Als wirksame Elektrode wählt man eine der oben beschriebenen, als unwirksame eine größere Blei- oder Kupferplatte. Diese wird mit einer mehrfachen Lage von Gaze, von Watte oder Tuch bedeckt, welche in Salzwasser getränkt wurde und kommt am Operationstisch unter den Rücken oder unter das Gesäß des Patienten derart zu liegen, daß sie sich diesen Körperteilen möglichst gleichmäßig anpaßt. Um die Übergangsfläche des Stromes noch mehr zu vergrößern, können auch zwei solche Platten benützt werden, von denen eine unter das Gesäß, die zweite unter die Schultern geschoben wird. Beide sind natürlich mit demselben Pol des Apparates verbunden.

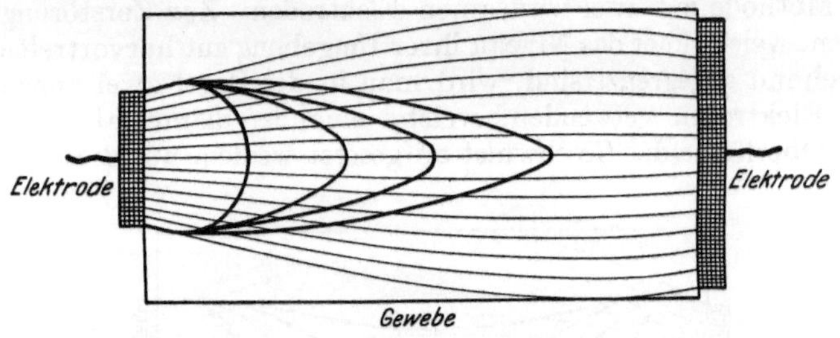

Fig. 31.

Die Koagulation setzt unter der blanken Operationselektrode ein und schreitet von hier aus in die Tiefe weiter (Fig. 31). Die Tiefenwirkung richtig zu bemessen, ist ausschließlich Sache der Erfahrung. Als Anhaltspunkt diene dabei, daß das Bereich der besonderen Heizwirkung einer Halbkugel unter der Elektrodenfläche entspricht, deren Durchmesser den der Elektrode selbst um ein geringes übertrifft. Es ist ratsam, sich zunächst an totem organischen Material ein beläufiges Urteil über den zu erwartenden Koagulationseffekt bei Verwendung verschiedener Elektroden, verschiedener Stromstärke und Zeitdauer zu bilden.

Man hüte sich, in der Nähe größerer Gefäße diesen zunahe zu kommen, da leicht eine Schädigung der Gefäßwand durch die Hitze eintritt, die bei der Abstoßung des Nekrotischen zu schweren Nachblutungen Veranlassung geben kann, die oft erst am fünften bis sechsten Tage nach der Operation eintreten. An solchen Stellen, wo eine derartige Gefahr besteht, wie in der Achselhöhle, in der Leistengegend oder am Hals, wird man daher rechtzeitig die Elektrode mit dem Messer vertauschen. Die Behauptung Doyens, daß die Wand der größeren Blutgefäße infolge des sie kühlenden Blutstromes nicht so leicht von der Hitze angegriffen wird, scheint nach den Erfahrungen aus dem Heidelberger Samariterhause nicht zuzutreffen. Vorsicht scheint auch in der Nähe von Knochen- oder Knorpelgewebe geboten, weil sekundäre Knochen- oder Knorpelabstoßungen nicht so selten vorkommen.

Technisch ist es wichtig, den Zeitpunkt richtig zu erkennen, wann die Koagulation unter der Elektrode einsetzt. Liegt das Operationsfeld an der Oberfläche, so ist dies unschwer zu ersehen, anders ist es jedoch beim Arbeiten in Höhlen. Hier hat man den Hauptanhaltspunkt für den Eintritt des beabsichtigten Effektes an dem plötzlichen Zurückgehen der Stromstärke infolge der bereits erwähnten Widerstandserhöhung.

Die Entscheidung, in welchen Fällen man die Methode mit einer aktiven, in welchen Fällen man die mit zwei aktiven Elektroden anwenden soll, wird in der Regel durch die Art des zu zerstörenden Gebildes gefällt. Bei größeren, über das Hautniveau hervorspringenden und allseitig zugänglichen Geschwülsten wird man, insofern man dieselben nicht direkt mit dem Lichtbogen abträgt, die Elektrokaustik zwischen zwei gleich großen Elektroden vorziehen. Handelt es sich dagegen um kleine, wenig prominente Knötchen wie bei Lupus oder um mehr flächenhaft ausgebreitete Bildungen, dann wird die Zerstörung mit nur einer Elektrode vorgenommen.

Bei der Diathermie des Wundbettes, die man anwendet, um nach der Exstirpation einer malignen Neubildung etwa zurückgebliebene Reste zu vernichten, kommt natürlich gleichfalls nur die Methode mit einer Elektrode in Betracht. Diese wird den verschiedenen Teilen der Wundfläche fortschreitend auf kurze Zeit aufgedrückt, um so eine nur wenig in die Tiefe gehende sterile Koagulationsschicht zu erzeugen.

Nach Zerstörung des pathologischen Gewebes durch die Diathermie wird dasselbe entweder der spontanen Abstoßung überlassen oder es wird auf chirurgischem Wege entfernt. Die spontane Demarkation erfolgt natürlich per secundam und relativ sehr langsam, da das verkochte Gewebe an der Unterlage sehr fest haftet und nur ganz allmählich durch die aufsprießenden Granulationen abgestoßen wird. Sie ist insofern nicht ganz ungefährlich, als es bei der Abstoßung zu Nachblutungen kommen kann, wenn der Tumor größeren Gefäßen aufsaß.

Um den Wundverlauf zu beschleunigen und die Gefahr einer Infektion durch abgestorbene Gewebsreste zu vermindern, wird man daher meist die Ablation mit dem Messer oder mit der Schere vorziehen. Auch die Lichtbogenoperation ist gerade hier zur Abtragung wegen ihrer speziellen noch zu erörternden Vorzüge geeignet.

Ist eine glatte Abtragung nicht ohne weiteres möglich, so kann man auch zum scharfen Löffel greifen. Die dadurch resultierenden Wunden sind aber wegen ihrer komplizierten Form für die Heilung weniger günstig. Häufig wird man auch schrittweise vorgehen, indem man zunächst nur die oberste Schichte der Geschwulst koaguliert, diese dann durch Exkochleation entfernt, in gleicher Weise mit der nächsten Schichte verfährt usw., bis man etagenweise die ganze Tumormasse zerstört und entfernt hat oder bis größere Gefäße oder lebenswichtige Organe Einhalt gebieten. Dieses Vorgehen ist natürlich in Höhlen (Axilla, Rektum, Uterus) mit einiger Gefahr verbunden.

Da die Elektrokaustik einer Verbrennung dritten Grades gleichkommt, so ist sie naturgemäß schmerzhaft und muß daher mit Ausnahme kleinster Operationen stets unter Lokalanästhesie oder in allgemeiner Narkose vorgenommen werden.

Indikationen. Die Diathermie stellt nicht nur eine Vermehrung, sondern auch eine Bereicherung der Operationsmethoden in der Chirurgie dar, es gilt dies insbesondere für die Chirurgie der malignen Tumoren. Die radikale Heilung von Neubildungen wird nicht so selten dadurch verhindert, daß es trotz exaktesten Vorgehens bei der Operation selbst zu einer Reinfektion mit Tumorkeimen kommt, welche dann in der Narbe oder in den Stichkanälen zu neuen Knoten aufschießen. Die Diathermie gibt uns nun ein Mittel an die Hand, solche Impfrezidive dadurch zu verhüten, daß man den Tumor vor seiner Exstirpation verkocht und so sterilisiert. Der Vorteil einer solchen Sterilisation wird besonders dann eklatant, wenn es sich um zerfallende, jauchende Massen handelt, wie sie bei gewissen Karzinomformen so häufig vorkommen. Man kann so unter Umständen nach erfolgter Exstirpation eine prima intentio erreichen und gleichzeitig die Gefahr eines lokalen Rezidivs wesentlich einschränken.

Eine zweite Aufgabe hat die Diathermie darin, nach erfolgter Abtragung des Tumors die Operationswunde zu sterilisieren. Die Diathermie verfolgt hier das gleiche Ziel wie die Fulguration und ist nach der Ansicht einzelner Autoren wegen ihrer größeren Tiefenwirkung geeignet, diese in allen Fällen zu ersetzen. Von anderen Chirurgen, vor allem von Czerny, wird allerdings diese prinzipielle Überlegenheit nicht anerkannt. Solche diathermierte Wundflächen zeigen in der Regel eine starke Sekretion und sind, selbst wenn sie sich zur direkten Vereinigung eignen, breit zu drainieren.

Die Diathermie bietet aber selbst dann noch Vorteile, wenn die Grenzen der Operationsmöglichkeit bereits überschritten sind und man sich darauf beschränken muß, den Zustand des inoperablen Kranken, so gut es geht, erträglich zu gestalten. Man ist dann häufig in der Lage, durch die Elektrokaustik der zerfallenden Tumormassen die abundante Jauchung und die sie begleitenden Schmerzen bedeutend zu verringern. Nach Abstoßung des Schorfes zeigen sich oft kräftige Granulationen und eine Rückbildung der lokal gereizten Drüsen. Infolge Sistierung der septischen Resorption und Nachlassen der Schmerzen bessert sich gleichzeitig der Allgemeinzustand des Patienten oft überraschend. Es soll jedoch nicht verschwiegen werden, daß die partielle Elektrokaustik von Karzinomen unter Umständen auf die zurückgelassenen Tumorreste einen als Reiz wirkenden, d. h. einen wachstumbeschleunigenden Einfluß ausüben kann.

Auf dem weiten Felde der kleinen Chirurgie läßt sich die Diathermie gleichfalls häufig zweckmäßig verwenden. Kleine Epitheliome sind so viel rascher als mit Radium zur Heilung zu bringen. Auch vor der Messeroperation hat die Diathermie hier einen Vorteil, er liegt in dem kleineren Substanzverlust und in der Vermeidung einer Ausstreuungsgefahr. Das gleiche gilt für Lupusknötchen, die mit schöner, glatter Narbe heilen. Eitner betrachtet die Diathermie zur Behandlung von Naevi, Angiomen, Papillomen, Fibromen usw. für außerordentlich vorteilhaft, weil sie eine minutiös strenge Lokalisation gestattet, keine in die Umgebung ausstrahlende Hitzewirkung zeigt wie die Galvanokaustik und einen tadellosen kosmetischen Effekt garantiert.

Bernd empfahl zur Behandlung von Haemangiomen die Diathermie mittels Nadeln, die bis auf ihre äußerste Spitze durch Email isoliert sind. Diese werden in die Gefäßschicht eingestochen, in der sie eine Thrombose herbeiführen, ohne daß die Haut selbst dabei geschädigt wird. Derartige Nadeln werden von Eitner auch zur Epilation verwendet nach einem technisch der Elektrolyse ähnlichen Verfahren.

Beachtenswert scheint auch eine von Bergonié aufgestellte Indikation, das Röntgenulcus. Bergonié berichtet über eine durch Röntgenstrahlen entstandene Ulzeration bei einem Arzt, welche die ganze Rückenfläche des Zeigefingers einnahm und die, nachdem sie verschiedenartig erfolglos behandelt worden war, dieAmputation angezeigt erscheinen ließ. Ein letzter Versuch, den man, nachdem alles versagt, mit der Elektrokaustik machte, brachte das Geschwür zur Ausheilung.

Die Methode Doyens (Bain thermo-électrique). Doyen gibt an, eine Methode gefunden zu haben, die es ermöglichen soll, durch Diathermie eines von Karzinomzellen durchsetzten Gewebes die Krebszellennester abzutöten, ohne das normale Gewebe selbst zu schädigen. Nach seiner Ansicht ist das „Virus cancereux“ gegen Hitze empfindlicher als das physiologische Gewebe und geht bereits bei 55° C zugrunde, während die normale Zelle erst bei 58—60° C abstirbt. Von dieser Anschauung ausgehend, suchte Doyen ein Verfahren zu finden, daß die elektive Zerstörung der Krebskeime im Gesunden ermöglicht und glaubt dasselbe in folgender Methode gefunden zu haben.

Um das zu durchstrahlende Gebiet — es handle sich z. B. um eine Höhlenwunde nach Auslösung karzinomatöser Drüsen am Halse — wird ein Gummiring gelegt von einer Größe, daß er die Wunde rings umgrenzt. Die durch die Operation und den Ring entstandene Kavität wird mit isotonischer Kochsalzlösung bis zum Rand gefüllt und dann durch eine aufgesetzte Elektrode abgeschlossen. Der Strom geht nun, da der Gummiring ein Isolator ist, von der Elektrode durch die Flüssigkeit zum Körper. Um die ansteigende Temperatur genauestens kontrollieren zu können, ist an der Elektrode ein Alkoholthermometer angebracht, das mit seiner Spitze in die Kochsalzlösung eintaucht und deren Erwärmung anzeigt. Bei der Erreichung der „kritischen“ Temperatur, etwas über 55° C, wird der Strom auf ein Minimum reduziert oder ganz ausgesetzt.

Doyen macht hierbei die Annahme, daß die am Thermometer abgelesene Erwärmung, das ist die Temperatur der Flüssigkeit, mit der Gewebstemperatur identisch ist. Diese Annahme ist, wie jeder, der den Ausführungen auf Seite 31 gefolgt ist, erkennen wird, leider falsch. Wir haben es hier mit verschiedenen Widerständen in Serienschaltung zu tun, es wird sich daher die isotonische Kochsalzlösung, die ja besser leitet als irgend ein Gewebe, weniger erwärmen und das Gewebe selbst wird bereits höher temperiert sein als das Thermometer angibt. Mit andern Worten, wir sind über die Temperatur des Gewebes, die auf 1 bis 2⁰ C genau bestimmt werden soll, vollkommen unorientiert. So viel über die physikalischen Grundlagen des Verfahrens[1]).

Nach den Erfahrungen im Heidelberger Samariterhaus ist auch die Voraussetzung Doyens, daß die Krebszellen thermosensibler seien als die normalen Zellen, nicht allgemein gültig. Es hängt vielmehr davon ab, auf welchem Grundgewebe, auf welcher Organbasis die Geschwulst sitzt, jenachdem ist ihre Thermoempfindlichkeit verschieden. Metastasen sind oft widerstandsfähiger als das Grundgewebe, in das sie eingebettet sind (Hirschberg).

3. Die Lichtbogenoperation.

Auch als bipolare Forestisation, von Doyen als Voltaisation bipolaire bezeichnet.

Diese Methode bedient sich des Lichtbogens, der im therapeutischen oder Applikationskreis zwischen Körper und einer speziellen nadelförmigen Elektrode entsteht, wenn man diese *1—3 mm vom Körper* entfernt hält. Gleitet man in diesem Abstand mit der Nadel gleich einer Schreibfeder über das Gewebe hin, so wird dieses mit nur sehr wenig Schorfbildung durchschnitten, „so daß man, ohne den Körper zu berühren, gleichsam aus der Ferne operieren kann" (R. Werner). Die Größe der Verschorfung hängt von der Geschwindigkeit ab, mit der die Elektrode geführt wird. Je rascher man sie fortbewegt, desto geringer ist dieselbe. Will man die entstandenen Wundflächen durch primäre Naht vereinigen, so wird man durch entsprechende Führung der Nadel die Schorfbildung möglichst zu vermeiden suchen. Will man umgekehrt eine oberflächliche Verschorfung erzeugen, wie dies aus bestimmten Gründen wünschenswert erscheinen kann, so wird man mit der Elektrode längere Zeit über der gleichen Stelle verweilen. Bei dem Durchtrennen verschiedener Gewebe kann man deutlich deren verschiedenen elektrischen Widerstand wahrnehmen. Je nachdem man mit der Nadel gutleitendes Muskel- oder schlechtleitendes Fettgewebe durchschneidet, steigt oder sinkt die Stromstärke, welche das Amperemeter anzeigt.

Instrumentarium. Zur Lichtbogenoperation ist keineswegs jeder Diathermieapparat, auch wenn er genügende Stromquantitäten liefert, geeignet aus Gründen, deren Erörterung hier zu weit führen würde. Weitaus der brauchbarste Apparat für diesen Zweck ist wohl der von Reiniger, Gebbert und Schall. Derselbe enthält für die Lichtbogenoperation zwei Einstellungen: „Kaustik schwach" und „Kaustik stark". Bei „Kaustik schwach" ist die Spannung im Verhältnis zur Stromstärke durch einen applizierten Vorschaltwiderstand wesentlich hervorgehoben, so daß die Nadel in ganz ruhiger Weise das zu schneidende Gewebe durchläuft, ohne dasselbe besonders anzugreifen. Bei „Kaustik stark" ist dieses Verhältnis nicht so stark betont, wodurch das Gewebe infolge

---

[1]) Über die traurigen Erfahrungen, die man in der Praxis mit der Methode Doyens gemacht hat, siehe den Vortrag Destots in der Société de chirurgie de Lyon. Archives d'électricité médicale, Nr. 319, S. 334.

thermischer Nekrotisierung einen ungefähr ¼ mm tiefen, gleichmäßig dicken, blutstillenden Schorf erhält.

Die Operationselektrode besteht aus einer spitzen oder lanzettförmigen Nadel oder einem kleinen Messerchen aus Platin-Iridium, das in einem isolierenden Handgriff aus Glas befestigt ist und durch Einlegen in Alkohol sterilisiert werden kann (Fig. 32). Die Elektrode selbst bleibt als guter Elektrizitätsleiter bei der Operation kalt, weshalb sie auch als kalter Kauter im Gegensatz zum Glüh- oder Thermokauter bezeichnet wurde. Daraus hat man in Unverständnis eine „kalte Kaustik" gemacht, was natürlich ein paradoxer Unsinn ist. Als zweite indifferente Elektrode wird analog dem oben beschriebenen Verfahren bei der Diathermie eine Kupfer- oder Bleiplatte gebraucht, welche sich den Körperformen möglichst anpassen soll und mit einer mehrfachen Lage von Gaze, Watte oder Tuch, die in Kochsalzlösung getränkt werden, bedeckt ist.

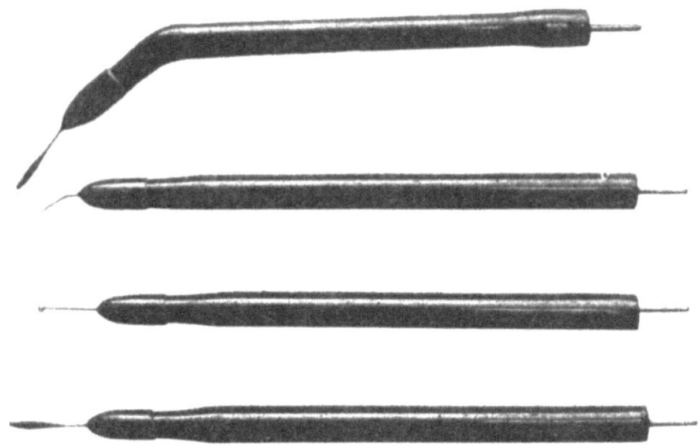

Fig. 32. Elektroden zur Lichtbogenoperation.

Indikationen. Der Lichtbogen ist für alle extraperitonealen, extrathorakalen und extrakraniellen Operationen geeignet, nur Durchtrennungen von Knochen sowie das Freipräparieren von Blutgefäßen und Nerven lassen sich mit ihm nicht ausführen. In letzterem Falle wird man, um Nebenverletzungen zu vermeiden, das Messer vorziehen. Die Lichtbogenoperation ist vor allem indiziert, wenn es sich um die Abtragung pathologischer Gebilde handelt, insbesondere solcher infektiöser oder maligner Natur. Durch die thermische Wirkung des Funkenstromes wird die Schnittfläche sterilisiert, so daß man bei der Exstirpation maligner Tumoren knapp an der Grenze zwischen Gesundem und Krankem operieren kann, ohne die hierbei für gewöhnlich imminente Ausstreuungsgefahr befürchten zu müssen. Die Lichtbogenoperation wird daher in den Fällen, die an der Grenze der Operationsmöglichkeit stehen, mit Vorteil an die Stelle der Messeroperation treten. Natürlich muß auch alles Krankhafte entfernt werden, will man einen dauernden Erfolg sehen, denn eine Fernwirkung auf etwa zurückgelassene Tumorreste übt die Lichtbogenoperation nicht aus. Wo man im Kranken selbst operiert, ist ein Rezidiv ebenso wenig zu vermeiden wie bei jeder anderen chirurgischen Methode.

Ein weiterer Vorteil des Lichtbogens liegt in seiner hämostatischen Wirkung, welche kapillare Blutungen der Schnittfläche sofort zum Stehen bringt. Man kann diese Eigenschaft der Hochfrequenzfunken auch dazu verwerten, kleinere blutende Gefäße zum Verschluß zu bringen, indem man sie für kurze Zeit dem Funkenregen aussetzt. M. Hoffmann, der diese Methode bei kleineren Gefäßen den mechanisch wirkenden Blutstillungsmitteln für überlegen hält, hat für diese Zwecke eine eigene Elektrode angegeben.

Diese Vorzüge des Lichtbogens im Verein mit der außerordentlich präzisen Lokalisationsmöglichkeit seiner Schneidewirkung machen denselben in der Hand des modernen Chirurgen zu einem wertvollen Instrument. Er ist ein stets geschliffenes Messer von besonderer Qualität, ein Messer, dem sich auch häufig solche Patienten anvertrauen, die vor jeder anderen blutigen Operation zurückscheuen. Man kann mit ihm nicht nur größte, sondern auch kleinste Operationen mit gleicher Präzision ausführen. So eignet er sich zur Exstirpation von Papillomen, kleinen Fibromen, Warzen, Schleimhautwucherungen in der Nasen-, Mund- und Rachenhöhle, Lupusknötchen, auch solchen in multipler Zahl. Dadurch, daß in letzterem Fall bei diesem Verfahren die zwischen den erkrankten Hautstellen gelegenen Teile verschont werden, kommt es zu einer raschen Epithelisierung und zu einem guten kosmetischen Effekt. Es gelingt, mit dem Lichtbogen selbst in Fällen von ausgedehnter Erkrankung der Haut zahlreiche Knötchen oder Ulzerationen in wenigen Minuten gründlich zu zerstören (Werner, Wichmann u. a.).

Die Lichtbogenoperation ist natürlich wie jede andere Exstirpation ein schmerzhafter Eingriff und muß daher je nach ihrem Umfang in allgemeiner oder in lokaler Anästhesie vorgenommen werden.

Nach Abtragung von größeren Tumoren wird man stets, wo dies überhaupt technisch angeht, die prima intentio anstreben. Um diese zu ermöglichen, muß das Gewebe zur Vermeidung größerer Nekrosen möglichst rasch gespalten werden. Wo eine direkte Vereinigung aus bestimmten Gründen unmöglich ist, kann man die Situation für eine nachfolgende Röntgenbestrahlung ausnützen. Wunden, die verschorft wurden, werden der spontanen Epithelisierung überlassen, sie zeigen gewöhnlich schon nach wenigen Tagen ein außerordentlich frisches Aussehen und überhäuten sich auffallend rasch.

Aber auch in Fällen von inoperablen Neoplasmen hat die Lichtbogenoperation, wenn es sich um die partielle Abtragung einzelner Tumorteile handelt, noch spezielle Vorzüge. Einerseits kann man durch langsame Spaltung des Gewebes die oft beträchtliche kapillare Blutung beherrschen und andererseits kann man die auf diese Weise entstandenen Wunden wenigstens für einige Zeit desinfizieren.

Die Lichtbogenoperation sowohl wie die chirurgische Diathermie bedeuten zweifellos eine Errungenschaft in der Technik der Chirurgie, speziell der Chirurgie der malignen Tumoren. Was ihre Bedeutung im einzelnen anlangt, „so dürfte die Lichtbogenoperation sich mehr zu einem Fortschritt in der Behandlung der operablen Neoplasmen, die Diathermie dagegen zu einem Hilfsmittel für die Therapie der inoperablen Tumoren entwickeln“ (R. Werner). Doch dürfen die Erwartungen, die man in diese Methoden setzt, nicht überspannt werden, sollen sie nicht die gleiche Enttäuschung erleiden wie bei der Fulguration. In Frankreich scheint man in dieser Beziehung viel optimistischer zu sein als bei uns. Wenn man auch in Deutschland die Vorzüge der neuen Methode rückhaltslos anerkennt, so wird doch wenigstens von Czerny und seinen Schülern, denen die größte Erfahrung auf diesem Gebiete zukommt, der überschwengliche Optimismus Doyens nicht geteilt.

Eine objektive und sachgemäße Kritik der im Samariterhaus in Heidelberg gemachten Operationen gibt Hirschberg in einer statistischen Arbeit. Hirschberg berichtet über 50 Fälle meist desperater Natur, die teils mit der Forestschen Nadel, teils mit Elektrokoagulation, teils mit einer Kombination dieser beiden Techniken behandelt wurden und von denen 28 ein günstiges Resultat ergaben. Darunter finden sich auch solche, welche über ein Jahr rezidivfrei geblieben sind, bei denen „wegen des vorgeschrittenen Stadiums und der Größe des Tumors kaum an eine Operation, geschweige denn an eine Heilung gedacht werden konnte“.

Literaturverzeichnis.

Abel: Die Elektrokoagulation bei der operativen Behandlung des Krebses, speziell des Gebärmutterkrebses. Berliner medizinische Gesellschaft, Sitzung vom 29. Januar 1913.

Baisch, B.: Diathermie und ihre Anwendung in der Orthopädie. Naturhistorisch-medizinischer Verein in Heidelberg. Sitzung vom 16. Juli 1912. Ref.: Deutsche medizinische Wochenschrift 1912, Nr. 50.

Bangert: Universalinstrumentarium für Diathermie, Röntgenzwecke und Arsonvalisation. 83. Versammlung deutscher Naturforscher und Ärzte in Karlsruhe 1911.

Bauer, H.: Aus der Physik und physikalischen Technik. Zeitschrift für ärztliche Fortbildung 1910, Nr. 8.

— Einige Bemerkungen zu dem Aufsatz des Herrn H. Simon „Physik und Technik der Thermopenetration". Zeitschrift für medizinische Elektrologie, Band XIII., Heft 6.

Belot, J.: A propos des dispositifs de diathermie. Archives d'électricité médicale. Nr. 316.

Berger, W.: Ein neuer Diathermieapparat. Archiv für physikalische Medizin und medizinische Technik 1912, Heft 1.

Bergonié, J., et Réchou, G.: La Diathermie. Applications médicales et chirurgicales. Archives d'électricité médicale, Nr. 314.

Bergonié, J.: Action de la diathermie sur les radiodermites chroniques. Association française pour l'avancement des sciences. Nimes, August 1912. Ref.: Archives d'électricité médicale, Nr. 339.

— Des applications de diathermie comme ration énergétique d'appoint. Comptes rendus de l'Académie des Sciences (2. Dezember 1912), Band 155, S. 1171.

— La diathermie ration d'appoint. Paris Médical 1913, Nr. 5.

Bering, Fr., und Meyer, H.: Experimentelle Untersuchungen über die Sensibilisierung der Röntgenstrahlen mittels Wärmedurchstrahlung. Münchener medizinische Wochenschrift 1911, Nr. 19.

Bernd, E. v.: Über Thermopenetration. Zeitschrift für physikalische und diätetische Therapie 1909, Heft 3.

Bernd, E. v., und Preyß, R. v.: Zur Thermopenetration. Wiener klinische Wochenschrift 1909, Nr. 44.

— Erwiderung auf Dr. Nagelschmidts „Ergänzungen zur Geschichte der Diathermie". Wiener klinische Wochenschrift 1910, Nr. 9.

Bles, Ch.: Über Thermopenetration. Nederlandsch Tijschrift voor Geneeskunde 1911, II.

Braunwarth und Fischer: Über den Einfluß der verschiedenen Arten der Hochfrequenzbehandlung auf das kardiovaskuläre System. Zeitschrift für physikalische und diätetische Therapie, Band XVI, Heft 11.

Breiger, Penetrotherm, der neueste Apparat zur Diathermie. Elektrotechnischer Anzeiger XXIX., Jahrgang 82 (1912).

Brühl, N. W.: Die Thermopenetration in der Gynäkologie. Russki Wratsch 1910, Nr. 52.

Chlumsky, V.: Über die elektrische Durchwärmung (Diathermie). Wiener klinische Rundschau 1910, Nr. 45.

Cohn, M.: Die Anwendung der Forestschen Nadel zur Unterstützung von Krebsoperationen. Berliner klinische Wochenschrift 1909, Nr. 18.
— Über die Anwendung der ungedämpften elektrischen Schwingungen (Forestsche Nadel) zu operativen Zwecken. Berliner klinische Wochenschrift 1910, Nr. 16.
Czerny, V.: Über Operationen mit dem elektrischen Lichtbogen und Diathermie. Deutsche medizinische Wochenschrift 1910, Nr. 11.
Delherm et Laquerrière: Action endothermique des courants de haute fréquence. Gazette des hôpitaux 1910, Nr. 84.
Dessauer, Fr.: Über einen neuen Apparat zur Durchdringung des Körpers mit Stromwärme (Diathermie). Münchener medizinische Wochenschrift 1910, Nr. 25.
Doyen: Sur la destruction des tumeurs cancéreuses accessibles par la méthode de la voltaisation bipolaire et de l'électrocoagulation thermique. Archives d'électricité médicale, Nr. 272.
— Traitement local des cancers accessibles par l'action de la chaleur au-dessus de 55°. Annales d'Electrobiologie et de Radiologie, Mai 1910.
— Réalisation de la transthermie sans alteration des tissus normaux par le bain thermo-électrique. Comptes rendus de l'Académie des Sciences, 11. Juli 1910.
Durig, A., und Grau, A.: Der Energieumsatz bei der Diathermie. Biochemische Zeitschrift, Band 48 (1913), Seite 480.
Ehrlich: Der gegenwärtige Stand der Thermopenetration. Deutsche militärärztliche Zeitschrift 1911, Nr. 15.
Eitner, E.: Über Verwendung der Thermopenetration in der Gonorrhoetherapie. Wiener klinische Wochenschrift 1909, Nr. 34.
Eitner, E., und Bernd, E. v.: Über Thermopenetration. Wiener klinische Wochenschrift 1909, Nr. 44.
Eitner, E.: Über eine neue Art von Kaustik. Wiener klinische Wochenschrift 1910, Nr. 5.
— Weitere Mitteilungen über Thermopenetration. Wiener klinische Wochenschrift 1910, Nr. 35.
— Thermopenetration, eine neue Wärmetherapie. Ärztliche Reformzeitung 1910, Nr. 22 und Nr. 23.
Fournier, L., Ménard, M., et Guénot, M.: A propos de quelques applications de la diathermie. Archives d'électricité médicale, Nr. 305.
Foveau de Courmelles, L'électrocoagulation. Gazette des hôpitaux 1911, Nr. 50.
Funck, C.: Über Transthermie und die Therapie mit Ätherwellen. Deutsche medizinische Wochenschrift 1910, Nr. 22.
Fürstenberg, A., und Schemel, H.: Das Verhalten der Körper- und Gewebetemperatur des Menschen bei der Thermopenetration (Diathermie). Deutsche medizinische Wochenschrift 1912, Nr. 38.
Gaiffe: Fonctionnement de l'appareil de diathermie Gaiffe. Archives d'électricité médicale Nr. 330.
Gara, S.: Über Diathermie. Archiv für physikalische Medizin und medizinische Technik, Band V, Heft 3.
Gorl: Über Wärmepenetrations- und Forest-Apparat. Nürnberger medizinische Gesellschaft. Ref.: Berliner klinische Wochenschrift 1909, Nr. 52.
Gunzbourg: Action physiologique de la thermopénétration. Annales de médecine physique (Antwerpen) 1911, März-April.
Horzer, G.: Die therapeutische Verwendung von Hochfrequenzströmen in Form der Diathermie. Korrespondenzblatt für Schweizer Ärzte 1912, Heft 27.
Hirschberg, O.: Über Operationen mit dem elektrischen Lichtbogen und Elektrokaustik bei malignen Geschwülsten. Beiträge zur klinischen Chirurgie, Band 75, Heft 3.
Hofmann, M.: Blutstillung durch Hochfrequenzströme. Beiträge zur klinischen Chirurgie, Band 72, Heft 1.
Humphris, F. H.: Electrothermic penetration. Archives of the Roentgen-Ray, Juni 1910.

Kalker, E.: Über Diathermiebehandlung von Herz-, Lungen und Nierenkranken. Berliner klinische Wochenschrift 1912, Nr. 36.

Keating-Hart: Sur quelques nouveaux cas traités par la thermoradiotherapie. Association française pour l'avancement des sciences. Ref.: Archives d'électricité médicale, Nr. 339.

King, W. H.: Über die Behandlung der chronischen Appendizitis mit Hochfrequenzströmen. Med. Record, Jänner 1911.

Klingmüller und Bering: Zur Verwendung der Wärmedurchstrahlung (Thermopenetration). Berliner klinische Wochenschrift 1909, Nr. 39.

Kowarschik, J.: Methoden und Technik der Diathermie. Zeitschrift für physikalische und diätetische Therapie, Band XV, Heft 11.

Labbé, D., et Blanche, M.: La Diathermie. La presse médicale 1911, Nr. 33.

Laquerrière, A.: La thermopénétration (Nouvelles applications des courants de haute fréquence). Le Bulletin médical, August 1910.

Laqueur, A.: Beiträge zur Wirkung der Thermopenetration. Zeitschrift für physikalische und diätetische Therapie 1909, Heft 5.

— Technik und Anwendung der Thermopenetration. Zeitschrift für ärztliche Fortbildung 1910, Heft 1.

— Über Thermopenetration. III. Internationaler Kongreß für Physiotherapie zu Paris 1910. Ref.: Zeitschrift für physikalische und diätetische Therapie, Band XIV, Heft 6.

— L'application de la thermopénétration. Archives d'électricité médicale Nr. 293.

— Über die therapeutische Verwendung von Hochfrequenzströmen. Therapie der Gegenwart 1911, Heft 2.

— Die Behandlung mit Hochfrequenzströmen. Medizinische Klinik 1911, Nr. 49.

Lenz, E.: Experimentelle Studien über die Kombination von Hochfrequenzströmen und Röntgenstrahlen. Fortschritte auf dem Gebiete der Röntgenstrahlen, Band XVII (1911).

Moeris, Resultats directs et comparatifs de la diathermie et des courants de haute fréquence. Annales de la médecine physique 1911, März-April.

Monasch: Über Thermopenetration. Zeitschrift für medizinische Elektrologie 1910, Heft 3.

Morlet, A.: La Diathermie. Annales de la Société Medico-Chirurgicale d'Anvers 1910, April-Mai-Juni.

— Technique de la diathermie. Annales de médecine physique 1911, März-April.

Müller, Chr.: Therapeutische Erfahrungen an 100 mit Kombination von Röntgenstrahlen und Hochfrequenz- resp. Diathermie behandelten bösartigen Neubildungen. Münchener medizinische Wochenschrift 1912, Nr. 28.

Nagelschmidt, Fr.: Über Hochfrequenzströme. Berliner medizinische Gesellschaft. Sitzung vom 24. Februar 1909. Ref.: Berliner klinische Wochenschrift 1909, Nr. 10.

— Über Hochfrequenzströme, Fulguration und Transthermie. Zeitschrift für physikalische und diätetische Therapie 1909, Heft 3.

— Über Diathermie (Transthermie, Thermopenetration). Münchener medizinische Wochenschrift 1909, Nr. 50.

— Die Wämrewirkung durch Hochfrequenzströme (Diathermie). III. Internationaler Kongreß für Physiotherapie zu Paris 1910. Ref.: Zeitschrift für physikalische und diätetische Therapie, Band XIV, Heft 6.

— Ergänzung zur Geschichte der Diathermie. Wiener klinische Wochenschrift 1910, Nr. 7.

— Über Hochfrequenzströme und Chirurgie. Wissenschaftliche Vereinigung am städtischen Krankenhaus zu Frankfurt a. M. Sitzung vom 6. September 1910. Ref.: Münchener medizinische Wochenschrift 1910, Nr. 50.

— Über Diathermie und Hochfrequenzströme. 82. Versammlung deutscher Naturforscher und Ärzte in Königsberg i. Pr. 1910.

Nagelschmidt, Fr.: Behandlung des Lupus. Zeitschrift für ärztliche Fortbildung 1910, Nr. 24.
— Über die klinische Bedeutung der Diathermie. Deutsche medizinische Wochenschrift 1911, Nr. 1.
— L'appareil de diathermie. Archives d'électricité médicale, Nr. 305.
— Über die Diathermiebehandlung der Erkrankungen des Gefäßsystems. British Medical Association Birmingham, Juli 1911. Ref.: Münchener medizinische Wochenschrift 1911, Nr. 37.
Nesper: Wärmeeinwirkung durch Hochfrequenzströme in organischen Geweben (Thermopenetration). Physikalische Zeitschrift, 11. Jahrgang, Nr. 1.
Pribram, H.: Diathermie bei Gelenkserkrankungen. Zeitschrift für physikalische und diätetische Therapie, Band XV, Heft 8.
Rautenberg: Die künstliche Durchwärmung innerer Organe. Kongreß für innere Medizin in Wiesbaden 1911. Verhandlungen des Kongresses, S. 463.
Réchou, M.: Action de la diathermie sur les échanges respiratoires. Association française pour l'avancement des sciences, Nimes, August 1912. Ref.: Archives d'électricité médicale, Nr. 339, S. 126.
Sattler: Experimentelles zur Diathermie des Auges. 38. Kongreß der ophthalmologischen Gesellschaft zu Heidelberg 1912.
Schittenhelm, A.: Experimentelle und klinische Untersuchungen über die Wirkung der Hochfrequenzströme. Therapeutische Monatshefte, XXV. Jahrgang, Juni 1911.
Schmincke, Über Thermopenetration. III. Internationaler Kongreß für Physiotherapie zu Paris 1910. Ref.: Zeitschrift für physikalische und diätetische Therapie, Band XIV, Heft 6.
— Über Thermopenetration. 31. Balneologenkongreß in Berlin 1910. Ref.: Zeitschrift für physikalische und diätetische Therapie, Band XIV, Heft 5.
— Die Thermopenetrationsbehandlung. Medizinische Klinik 1910.
Schnée, A.: Hochfrequenz und Thermopenetration im Vierzellenbad. 82. Versammlung deutscher Naturforscher und Ärzte in Königsberg i. Pr. und Münchener medizinische Wochenschrift 1910, Nr. 45.
Sellheim, H.: Die elektrische Durchwärmung des Beckens als Heilmittel. Monatsschrift für Geburtshilfe und Gynäkologie 1910, Nr. 5.
Simmonds, O.: Thermopenetration bei Prostatitis gonorrhoica chronica. Medizinische Klinik 1911, Nr. 45.
Simon, H.: Verwendung kontinuierlicher elektrischer Schwingungen in der Elektrotherapie. Technische Rundschau 1909, Nr. 20.
— Über Thermopenetration. Technische Rundschau 1909, Nr. 40.
— Die Theorie des Thermopenetrationsverfahrens. Zeitschrift für physikalische und diätetische Therapie, Band XIV, Heft 1.
— Physik und Technik der Thermopenetration. I. A. Barth, Leipzig 1912.
Stein, A. E.: Die Diathermie bei der Behandlung der Knochen- und Gelenkserkrankungen. Berliner klinische Wochenschrift 1911, Nr. 23.
— Zur Diathermiebehandlung. Münchener medizinische Wochenschrift 1911, Nr. 24.
Stephan, E.: Histologische Untersuchungen über die Wirkung der Thermopenetration auf normale Gewebe und Karzinom. Beiträge zur klinischen Chirurgie, Band 77 (1912), Heft 2.
Telemann, W.: Hochfrequenzströme in der Medizin. Deutsche medizinische Wochenschrift 1911, Nr. 18.
Ullmann, K.: Experimentelle Beiträge zur Lehre von der Thermopenetration. Zeitschrift für medizinische Elektrologie 1910, Heft 5.
Vinay, G. S.: Sulla Thermopenetratione, Osservazioni ed esperienze. L'Idrologia, la Climatologia e la Terapia fisica, Band XXI (1910), Nr. 10, und in Annales d' Electrobiologie et de Radiologie, März 1911.
Walter, B.: Über die physikalischen Grundlagen der Diathermie (Transthermie, Thermopenetration). Münchener medizinische Wochenschrift 1910, Nr. 5.

Werner, R., und Caan, A.: Elektro- und Radiochirurgie im Dienste der Behandlung maligner Tumoren. Münchener medizinische Wochenschrift 1911, Nr. 23.

Werner, R.: Die Rolle der Strahlentherapie bei der Behandlung der malignen Tumoren. Strahlentherapie, Band I, Heft 1 und 2, S. 100.

Wichmann, P.: Über die Behandlung des Schleimhautlupus. Lupusausschuß des deutschen Zentralkomitees zur Bekämpfung der Tuberkulose. Sitzung vom 21. April 1911. Ref.: Deutsche medizinische Wochenschrift 1911, Nr. 19, S. 912.

Wildermuth, F.: Experimentelle Untersuchungen über den spezifischen Leitungswiderstand und über die spezifische Wärme der Gewebe des menschlichen Körpers als Grundlage für die Beurteilung des Weges von wärmeerregenden Hochfrequenzströmen. Mitteilungen aus den Grenzgebieten der Medizin und Chirurgie, Band XXII (1911), Heft 4.

Zeynek, R. v.: Über die Erregbarkeit sensibler Nervenendigungen durch Wechselströme. Nachrichten von der königlichen Gesellschaft der Wissenschaften zu Göttingen (Mathem.-physikal. Abteilung) 1899, S. 101.

Zeynek, R. v., Bernd, E. v., Preiß, R. v.: Vorläufige Mitteilung über Thermopenetration. Münchener medizinische Wochenschrift 1908, Nr. 8, S. 432.

Zeynek, R. v., Bernd, E. v., Preiß, R. v.: Über Thermopenetration. Wiener klinische Wochenschrift 1908, Nr. 15.

Zeynek, R. v.: Zur Geschichte der Thermopenetration. Wiener klinische Wochenschrift 1910, Nr. 3.

— Über Diathermie (Transthermie, Thermopenetration). Bemerkungen zu der gleichnamigen Arbeit von Dr. Nagelschmidt. Münchener medizinische Wochenschrift 1910, Nr. 4.

— Erwiderung auf Dr. Nagelschmidts „Ergänzung zur Geschichte der Diathermie". Wiener klinische Wochenschrift 1910, Nr. 7.

Zeynek, R. v., und Bernd, E. v.: Zur Frage der Nervenerregung durch Wechselströme hoher Frequenz. Archiv für die gesamte Physiologie, Band 132.

Zimmern und Turchini: La Diathermie. La presse médicale 1910, Nr. 38.